Ser+ Saudável

e melhorar o seu Bem-Estar

Dr. Jô Furlan
Tavicco Moscatello
Waldyr Soares
Coordenação editorial

Você tem neste livro lições para *Ser + Saudável* dos seguintes especialistas:

Waldyr Soares
Prof. Tavicco Moscatello
Dr. Jô Furlan
Prof. Ms. Mauro Guiselini
Prof. Ms. Fabio Saba
Prof. André Leta
Profª. Dra. Lísia Kiehl
Prof. Dr. Aylton Figueira
Prof. Dr. Newton Nunes
Dr. Fernando Torres
Prof. Ms. Maurício Garcia
Prof. Fernando Lobo
Prof. Ms. Charles Ricardo
Prof. Dr. Paulo Henrique Marchetti
Prof.ª Ms. Meg Mendonça
Prof. Dr. Denis Foschini
Prof. Dr. Luiz Rigolin
Prof. Dr. Abdallah Achour Junior
Dr. Alberto José Ogata
Prof. Guilherme Moscardi Monteiro
Prof. Ms. Mario Charro
Prof.ª Audrea Lara

Capa e Projeto Gráfico:
Danilo Scarpa

Revisão:
Roberto Carlessi

Gerente de Projeto:
Shirley Marya
Elaine Cruz

Impressão
Gráfica Imprensa da Fé

Dados Internacionais de Catalogação na Publicação (CIP)
(Câmara Brasileira do Livro, SP, BRASIL)

Coordenação Editorial: Dr. Jô Furlan, Tavicco Moscatello e Waldyr Soares
Ser Mais Saudável e Melhorar Seu Bem-Estar / Coordenação editorial: Dr. Jô Furlan, Tavicco Moscatello e Waldyr Soares – São Paulo
Editora Ser Mais 2010

Bibliografia
ISBN: 978-85-63178-08-4

1. Bem-estar, Welness e Saúde 2. Qualidade de Vida 3. Educação Fisica 4. Fitness e Carreira 5. Medicina 6. Personal Trainer 7. Longevidade 8. Cuidados Especiais com a Saúde 1. Título

10.7104 CDD-613-71

Índice para catálogo sistemático:
1. Ser Mais Saudável e Melhorar Seu-Bem Estar: Idéias Criativas e novas propostas para melhorar seu bem-estar: Saúde

Editora Ser Mais Ltda
Rua das Crisandálias, 52A – Cj. 102 São Paulo – Cep. 04704-020

Índice

Apresentação

Recebi a responsabilidade de abrir este livro. Faço isso com muita alegria, pois participo de um livro que traz conteúdo para as pessoas viverem melhor e sou prova de que isso é possível.

Neste livro você encontrará alguns dos melhores especialistas do Brasil e do mundo, uma vez que boa parte deles tem renome internacional. Eles trazem dicas e informações vitais para ajudar você a viver melhor e mudar sua vida.

Apesar de não ter formação técnica, acreditando nos benefícios do bem-estar e da atividade física, construí uma das maiores empresas de educação na área de fitness e wellness do mundo e em 2009 criei o Instituto Fitness Brasil, uma Oscip focada no desenvolvimento da educação visando à promoção da saúde e do bem-estar.

Esse livro apresenta para você os profissionais membros titulares e consultores especiais que são a base do Board Científico do Instituto Fitness Brasil. Ele é o resultado do pensamento desses grandes especialistas.

O conteúdo que você encontrará traz uma parte importante do que esses notáveis profissionais têm pensado, ensinado e defendido em suas respectivas áreas.

Passei os últimos 30 anos da minha vida trabalhando com a área de fitness e de qualidade de vida. O que décadas atrás era visto com reserva pelas pessoas e pelas empresas, hoje se torna uma necessidade gritante da sociedade moderna.

Escolhi viver melhor, coloquei em prática na minha vida, e por isso sou o resultado de tudo que você irá ler. Vivo na prática o que eles lhe ensinarão na teoria.

Se eu consegui mudar minha vida, acredito que você também será capaz de fazê-lo com a sua.

Venha viver melhor. Você pode começar a fazer isso não apenas lendo, mas experimentando este livro. Afinal, você pode ser + saudável e mais feliz.

Boa leitura!

Waldyr Soares
Coordenação Editorial

Agradecimentos

Agradecemos a Deus, fonte maior de inspiração, poder e liderança.

À nossas esposas Shirley, Valderez e Karen e nossos filhos, que nos apoiaram incondicionalmente neste projeto.

A Elaine Cruz, e todas as pessoas que de alguma forma contribuíram para que este livro fosse realizado.

A todos os grandes profissionais da área de bem-estar, conhecidos e desconhecidos, famosos e anônimos, que com sua dedicação, seu exemplo, coragem e ousadia têm nos ensinado e compartilhado suas ideias e suas lições.

A todos os coautores que colaboraram para a realização desse projeto.

Eles contribuíram com conteúdos relevantes e fundamentais para que este livro possa ser uma fonte de informação, aprimoramento e desenvolvimento na área de bem-estar e qualidade de vida de pessoas, instituições e empresas.

A você, caro leitor, que continua a buscar mais informações e conhecimentos, investindo no desenvolvimento do seu bem-estar.

Este livro existe simplesmente para ajudar você a SER MAIS SAUDÁVEL E MELHORAR O SEU BEM-ESTAR a cada dia, a cada desafio a cada novo projeto.

A todos vocês os nossos agradecimentos.

Dr. Jô Furlan, Tavicco Moscatello e Waldyr Soares
Coordenação Editorial

1

O Poder de uma decisão!

Se você quiser ficar bem, tem que trazer dentro do seu coração, dentro do seu espírito, uma vontade muito grande de querer mudar sua vida!

Waldyr Soares

Viver melhor, ter uma vida mais saudável, disposição para viver o dia a dia é o que todo mundo busca nos dias de hoje, sendo muito mais que uma opção. É uma atitude e foi com essa atitude que transformei minha história, há cerca de 30 anos, ao optar por ter uma melhor qualidade de vida.

Porém, o que é **NÃO ter qualidade de vida?** Vou apresentar a receita da catástrofe = uma soma curiosa de algumas coisas a mais e outras a menos.

Resumindo, muito trabalho, muito dinheiro, muito estresse, muita comida, muito desleixo com minha saúde, associado a péssima alimentação, pouco sono, pouca responsabilidade com o meu bem-estar, resultando em uma qualidade de vida muito questionável.

Então, para me manter vivo, decidi mudar. Mudei drasticamente, numa tentativa de me salvar, pura e simplesmente.

Meu primeiro passo foi largar o Banco em que trabalhava, o qual me dava um alto salário, mas um nível de estresse e de infelicidade absurdo.

Com tempo livre, pois era um desempregado, comecei a correr no parque do Ibirapuera todos os dias e assim descobri o que mais gostava de fazer: trabalhar com SAÚDE. Ora, eu que ficava dias sem ver a cor do céu agora podia me dar ao luxo de vê-lo todos os dias e descobrir sensações novas.

Essa descoberta foi o início da Fitness Brasil, meio sem querer querendo, mas com muita felicidade no coração. Através dos meus antigos contatos, comecei a organizar eventos nessa área, até surgirem os campeonatos de Aeróbica, e fui um dos responsáveis pelo surgimento dessa modalidade, que trouxe para o Brasil diversos campeões mundiais. Assim, conheci o mundo novo dos atletas, que reforçou esse movimento de mudança. Fiz dessa decisão de viver melhor uma prática do dia a dia, transformando tudo ao meu redor. Hoje, estou aqui para dizer para você que, já tendo completado meus 70 anos, foi uma das melhores escolhas que poderia fazer.

Como o único coautor desse livro que não tem formação acadêmica para mostrar dados científicos ou criar normas de como fazer isso ou aquilo, me apresento a vocês como um *CASE DE MARKETING* para ser estudado. Afirmo que sou o resultado de muitas dessas idéias e conceitos que os senhores irão ler nos próximos capítulos. Naturalmente, pratico e vivo isso, e o bem-estar, junto com o fitness, tornaram-se uma paixão no qual tirei as grandes motivações da minha existência, nas últimas décadas.

Um caminho muito longo ocorreu do início ao fim da produção deste livro. Quando disseram que um dos capítulos seria escrito por mim, confesso que dei boas risadas sobre a utilidade das minhas palavras para o leitor. Todavia, fui convencido pelo Dr. Jô Furlan, que com uma forma descontraída usou um argumento bem simples, mas poderoso para a minha participação:

- Waldyr, você luta e defende o wellness (bem-estar) há décadas, mesmo quando ninguém falava disso. Você foi um dos precursores desse conceito no Brasil e é a prova viva de que com determinação, disciplina, alimentação saudável e atividade física se consegue mudar tudo na vida de uma pessoa.

E é disso que trata este livro: conseguir e ter êxito na realização do seu desejo de ter melhor qualidade de vida, com mais bem-estar.

Os ensinamentos destes 20 profissionais que estão vindo por aí podem realmente ajudar você a conseguir isso. O livro irá propor uma mudança de comportamento através de estudos, de pesquisas e técnicas apuradas.

Quanto aos meus ensinamentos, são apenas um breve relato de uma fórmula simples, que quando empregada com determinação consegue-se no mínimo um estado de felicidade maior do que o anterior, e só isso já não tem preço!

Essa publicação traz como informação inédita o resultado antecipado do que o bem-estar pode fazer por suas vidas, de seus familiares e todos ao seu redor, ao propor uma mudança de comportamento, baseado única e exclusivamente na minha própria experiência e nas três atitudes que tomei para buscar o *wellness* (bem-estar).

O PRIMEIRO ELEMENTO: DECISÃO

Como primeira atitude, sem a qual os outros dois elementos não terão grande eficácia, temos a **DECISÃO**. É ela que tem que estar dentro da sua cabeça e dizer para você mesmo que irá mudar de vida. Porque vontade de mudar alguma coisa temos em todos os momentos: vontade de trocar de carro, trocar de emprego, começar o regime, vontade de comer um doce, de faltar na ginástica, e por aí vai.

A decisão é diferente quando falamos que vamos cuidar mais de nós e fazemos. Não se trata de começar dietas malucas ou exercícios torturantes mas, sim, de mudar o comportamento de um todo.

Vejo todos os dias pessoas dizendo que vão mudar em função de um novo emprego, em função de família, de uma casa nova e de várias outras coisas, mas quando as atitudes não têm decisões firmes nada acontece, porque elas têm que vir de dentro do seu coração, de dentro do seu espírito e após essa decisão você terá que aprender a ter **DISCIPLINA**.

Sim, o segredo da decisão é a disciplina, pois tudo gira em torno dela. Ela que irá levar você aos resultados que deseja, pois acordar uma hora mais cedo para uma caminhada, ou trocar um croissant por um pão integral e cortar as frituras do cardápio não é a coisa mais prazerosa no início, e muitas vezes é isso que mina as suas atitudes para esse objetivo maior. Temos que ter em mente que o significado de mudar a vida é algo superior.

De fato, você vai começar a ter mudanças de comportamento, de hábitos, a partir do momento em que você tomar uma decisão impactante – um choque, uma tomada de decisão emocional de forma intensa. Essa é a minha proposta.

Muitos tomam essa decisão após um problema de saúde ou após uma tragédia. Entretanto, temos que agir preventivamente e não baseados na tragédia de que vamos morrer amanhã e por isso vou mudar tudo! É uma proposta muito mais elevada, o que chamo de "PADRÃO SUPERIOR DE VIDA SAUDÁVEL". É através dele que vamos elevar nossa autoestima e descobrir um mundo novo que nunca imaginamos que poderíamos ter, e assim perceber sensações especiais.

Isso pode acontecer das formas mais variadas, mudando de pessoa para pessoa, assim como depende de cada valor que o ser humano possui.

Estendendo-me um pouco em outra área, devemos tentar ser menos egoístas e pensarmos em um todo e não apenas no próprio umbigo, o que é um trabalho duro. Eu já fui muito assim e me sinto na obrigação de compartilhar com vocês. Felizmente, hoje eu tento melhorar a cada dia. Sei que existem exceções, mas o que estou citando é mais real do que você imagina: pessoas que renegam a esposa, a companheira, deixando-a num canto, como um objeto velho. Dão muito pouca atenção à família, ignoram a importância do contato com os filhos. Afinal, ele é "o cara", o poderoso, pensa que pode tudo. Acha que não tem tempo pra nada, mas não importa, pois sente que tem o poder.

O triste é que com isso perdemos o que hoje eu penso ser a coisa mais importante da vida, que é a família, os filhos, mãe, pai, mulher e até os verdadeiros amigos. Essa descrição já foi essa pessoa aqui e era o Waldyr Soares em torno de 40 anos de idade. Então, tive coragem e tomei a decisão de mudar meu estilo de vida e continuo a colher até hoje os benefícios dessa decisão.

Temos que ter em mente que bem-estar é algo muito maior do que apenas as mudanças físicas. Eu, por exemplo, tenho bem-estar quando consigo assistir a um filme e me emocionar. Quando consigo olhar para os olhos dos meus filhos com amor. E mesmo deitado na cama eu ainda me emociono ao pegar nas mãos da minha mulher e dizer: eu te amo verdadeiramente.

Aprendi que o amor é um elemento fantástico para gerar bem-estar na vida das pessoas e é ele que deve reforçar o poder da decisão.

E sabe do que isso tudo se trata? Sentir-se bem na sua essência. Não é a troca do carro novo, não é a compra de terno de grife, não é o tênis mais caro do mundo. É o amor humano mais elevado. É você olhar a pessoa na rua e ver que através de um ato ela está sendo extremamente sensível e bondosa. São as percepções especiais! Hoje em dia, muito se fala da nova era do bem-estar. Afirmo que ela já transcendeu a prática da atividade física, a alimentação e uma série de coisas, e assim criou um maravilhoso universo novo.

Bem-estar se tornou algo espiritual e a sensação espiritual, quase divina, é fundamental, porque não existe plenitude se você não está feliz e em paz com o seu espírito. Nisso, a importância da felicidade é sublime.

O SEGUNDO ELEMENTO: ALIMENTAÇÃO

A Alimentação parece ser o grande vilão da atualidade. É um deixa disso, deixa daquilo, que parece que teremos que começar a ingerir ração para sermos saudáveis. Claro que não é bem assim, mas com a industrialização dos alimentos os supermercados passaram a ser grandes distribuidores de gorduras embaladas nas mais variadas formas. Fast foods estão por todos os lados e sai mais barato uma coxinha frita com refrigerante do que uma salada bem temperada. A falta de tempo é outro grande vilão da atualidade. Comer andando, na mesa de trabalho ou em praças de alimentações é a única forma de sobreviver. SERÁ VERDADE?!?

Meu pai, do alto da sua simplicidade e um baiano dos bons, afirmava quase que emocionado o velho ditado: "VOCÊ É O QUE VOCÊ COME".

Hoje não tenho a menor dúvida das suas palavras. Vou repetir: "Você é o que você come".

Se hoje você não se sente bem, comece a olhar o que está colocando pra dentro. Alimentar-se com qualidade é fundamental para viver melhor e com mais disposição.

OK, sei que é quase impossível viver sem ingerir algum alimento industrializado, sem radicalismo por favor, porque um chocolate Bis também pode fazer muito bem naqueles dias. Entretanto, procure começar evitando consumi-los em excesso. Tente imaginar o que esses alimentos nocivos podem fazer no seu organismo e, ao contrário disso, o que os saudáveis fazem para dar mais disposição ao seu dia a dia e torná-lo mais ativo.

Felizmente, à medida que cresce a produção de industrializados vemos a expansão dos produtos naturais e orgânicos. A cada dia o custo de uma alimentação de qualidade se torna mais acessível. Lembro-me do tempo em que um produto orgânico custava seis ou sete vezes o valor de um produto normal. Com o crescimento do mercado da saúde, esses preços têm diminuído a cada dia. Eles ainda terão custo um pouco maior, mas tenha a certeza de que serão muito mais saudáveis.

Como era minha alimentação antes da minha transformação?

Antes eu ingeria muita comida e quase tudo com muita gordura, sem me importar do que era feita. Exagerava na bebida, fumava e, óbvio, não tinha disposição nenhuma para dar uma volta no quarteirão! Eu não deixei de comer ou beber, apenas passei a comer melhor, beber (bem) menos e comecei a utilizar um conceito há muito difundido:

- **O café da manhã de um Rei!**
- **O almoço de um Príncipe!**
- **O jantar de um Mendigo!**

A qualidade de vida alimentar é para todas as fases do ser humano: crianças, jovens, idosos, etc.

Porém, agora quero me referir especificamente a certa faixa etária que considero crítica. É a fase dos 40/50 anos, tanto da mulher como do homem. Refiro-me mais especificamente aos homens, porque tenho mais experiência no assunto.

É o seguinte: a partir dos 40 anos o homem conseguiu algum sucesso na vida e sucesso pode ser encarado como dinheiro, família, emprego estável, etc. E é nessa fase que pensamos que somos imortais. Eu entendo bem disso, porque passei por essa fase e sei que vários fatores podem levar a essa aparente imortalidade.

Junto com a imortalidade vem também o sentimento de poder que, este sim, pode ser avassalador. Daí é um pulo para pensarmos que estamos imunes para tudo na vida. É a síndrome do Super-Homem, ou da Mulher Maravilha.

Outro lado interessante sobre essa fase é como as pessoas engordam, ganham peso ou os que são aparentemente magros começam a apresentar exames rotineiros alterados e não dão a mínima bola, porque acham que o que conta é a balança. Ledo engano... comer passa a ser a principal atração da vida e até *Gourmets* eles passam a se tornar.

Radicalismos à parte, claro que isso tudo vale, porém não podemos nos esquecer de ter equilíbrio. É uma coisa muito louca o que acontece na cabeça dessas pessoas. Tenho amigos jovens, bem de vida, com tudo para serem felizes e saudáveis, mas estão atolados na obsessão da comida e se veem com doenças de idosos que poderiam ser evitadas, como a Diabetes ou a Hipertensão.

Como exemplo, cito a minha saúde aos 40 anos de idade, antes de mudar tudo: pesava 120 kg, hipertenso bravo, diabético sem controle, sedentário e fumante. Prato cheio para o "caveirão"!

Hoje, aos 70 anos, peso 95 kg para os meus 1,92 m de altura, minha pressão é normal e minha diabetes, herança dos anos de bonança que poderia ter sido evitada, está controlada apenas com exercícios físicos, sem necessidade de remédios.

Estamos falando apenas de comer melhor, falando de trocar a apatia por qualidade de vida. Sem nenhuma mágica, sem nenhum truque, necessitando apenas de disciplina e decisões. Minha dica é: o segredo da alimentação saudável é comer bem!

Coma muita fruta e verdura. Quando não tiver orgânico ou natural, escolha os frescos. Esqueça as dietas radicais. Elas minam a sua energia e após algumas semanas tudo volta a ser como antes.

Não acredite em milagres. Se você levou anos para ganhar seus quilos excedentes ou seus triglicérides alterados, não será em uma ou duas semanas que eles irão abandonar você. Eduque seu paladar, pois muitas vezes estamos desacostumados a certos tipos de alimento e por isso os excluímos da nossa lista de compras.

Correndo o risco de ser criticado, acredito que a alimentação tem um peso maior que a atividade física, pois não adianta treinar e fazer tudo que seu instrutor de educação física mandar e comer e beber de forma descontrolada, achando que o exercício vai levar você para a qualidade de vida. Não se esqueça que o bem-estar é fruto de um tripé alcançado apenas na harmonia entre os três fatores: alimentação saudável, estado de espírito e atividade física.

O TERCEIRO ELEMENTO: ATIVIDADE FÍSICA

A atividade física deve entrar na sua vida como escovar os dentes, pois não existe opção de escolha nem desculpas para não praticá-la. A cada dia descobrimos novas tecnologias, novas formas de nos exercitarmos, que deixaram de ser desestimulantes como antes.

Sem tempo ou dinheiro para uma academia? Um parque serve para uma boa caminhada. Sem hora para essa caminhada? Lembre-se que sempre arrumamos tempo para comer aquela pizza, tomar um chope com os amigos ou para assistir àquele programa na televisão.

Fazer seu coração bater mais rápido é um hábito que depois de incorporado na rotina se torna extremamente prazeroso.

Faça no mínimo meia hora de exercício três vezes por semana. Troque o elevador pela escada, desça do ônibus ou do metrô um ponto antes, deixe seu carro no estacionamento um pouco distante de seu local de trabalho e caminhe um pouco. Tudo isso pode fazer uma grande diferença.

Ter o corpo de uma modelo ou de um ator de novela é para poucos, mas saúde é uma generalidade que pode ser alcançada independentemente de status social ou financeiro. Ninguém precisa virar atleta de uma hora para outra ou esperar a barriga tanquinho do vizinho de esteira. O que precisamos realmente é dos exercícios funcionais. Aqueles que vão ajudar nossos músculos a sobreviverem à deterioração do tempo. Pernas fortes para caminhar até os 100 anos, coração à prova de infarto e braços duros para podermos usar até bengalas. Simples assim!

Sem muito segredo, a atividade física deve ser moderada. Não adianta chegar à academia e já fazer tudo de uma só vez, num só dia, e querer deixar os anos de inatividade pra trás. Esse é o grande erro.

A atividade saudável tem equilíbrio e equilíbrio é a palavra chave, se você deseja transformar seu estilo de viver.

Sendo assim, proponho a você, leitor, o programa básico que apliquei em minha vida. De brincadeira, criei uma sigla chamada D.A.A.F. (Decisão - Alimentação e Atividade Física).

Desafio você a colocar em prática tudo que irá ler nas páginas seguintes, comprometendo-se, no mínimo, a 60 dias de decisões, alimentação saudável e exercício físico regular.

Nesse período, poderá experimentar certo desconforto, alguma dor física, mas tenha a certeza que em breve estará experimentando um grande bem-estar. Não será fácil. Afinal, sair da zona de conforto é sempre desafiador, mas valerá a pena.

Se você conseguir ultrapassar 60 dias, começará a sentir a diferença na pele, no coração, na mente, na respiração, na sua vida. Seu corpo é o templo do seu espírito, da sua alma. Cuide bem dele. Tome uma decisão agora. Não importa a idade que você tenha, pois quanto antes começar, mais cedo poderá colher os benefícios.

Faça isso e tenha certeza de que poderá ser muito mais saudável e feliz.

Waldyr Soares

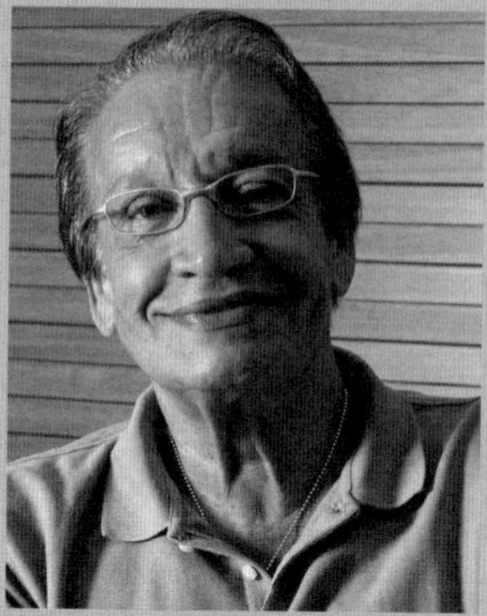

Waldyr Soares

Waldyr Soares, 70 anos, casado, pai de 4 filhos, Diego (7 anos), Leonardo (11 anos), Marcelo (34 anos) e Rodrigo (36 anos).
Presidente do Instituto Fitness Brasil (ONG e OSCIP) dedicada a desenvolver políticas publicas visando à promoção da saúde e bem estar da sociedade. Atua na área de Fitness e bem-estar há 30 anos através da Fitness Brasil – a maior empresa da América Latina na capacitação e atualização de profissionais de saúde e bem-estar. Reconhecido como ícone do mercado de bem-estar e transformador deste setor, hoje considerado o segundo maior mercado do mundo.

Site: www.vivawellness.com.br

E-mail: waldyrsoares@fitnessbrasil.com.br

Anotações

2

Os alicerces do bem-estar

Ao se falar em bem-estar, fala-se de mudança e transformação, que podem gerar resistência natural a qualquer tipo de mudança de hábito. Para quebrar essa resistência, alguns passos progressivos ajudarão você a superar etapas e paulatinamente aumentar seu nível de qualidade de vida, bem-estar e produtividade.

Prof. Tavicco Moscatello

A evolução do homem moderno tem trazido modificações expressivas no âmbito sociocultural. Os últimos dois séculos estabeleceram alterações importantes nos hábitos dos cidadãos, principalmente nas grandes metrópoles, onde as pessoas vivem em um ambiente no qual novos elementos surgiram e se transformaram em uma realidade composta por ritmo de trabalho mais volumoso e intenso, sedentarismo e má alimentação, entre outros fatores.

Juntamente com a proliferação destes fatores apareceram doenças (patologias) e distúrbios relacionados, como estresse, síndrome do pânico, depressão, coronariopatias, diabetes e obesidade. Estas manifestações derivam de aspectos genéticos, mas podem ser sensivelmente disparadas pelos maus hábitos de alimentação, sono e inatividade física.

Para se combater essa tendência, todos nós precisamos tomar consciência de uma série de informações que podem mudar a qualidade de nossas vidas, favorecendo uma vida mais saudável, feliz e fundamentalmente que nos faça nos sentirmos bem hoje e amanhã.

Ao se falar em bem-estar, fala-se de mudança, transformação... Muitas vezes essas palavras pesam e podem gerar resistência natural a qualquer tipo de mudança de hábito. Para isso, existem alguns passos progressivos que seguramente ajudarão você a superar etapas e paulatinamente aumentar seu nível de qualidade de vida, bem-estar e produtividade em todas as coisas em que você se propuser a realizar em sua vida.

Neste capítulo, iremos abordar um conjunto de fatores que interferem entre si e alicerçam o bem-estar. O conhecimento deles poderá nos ajudar a compreender melhor sua importância na mudança de hábitos para uma vida melhor.

Segue um diagrama dos fatores relacionados à promoção do bem-estar:

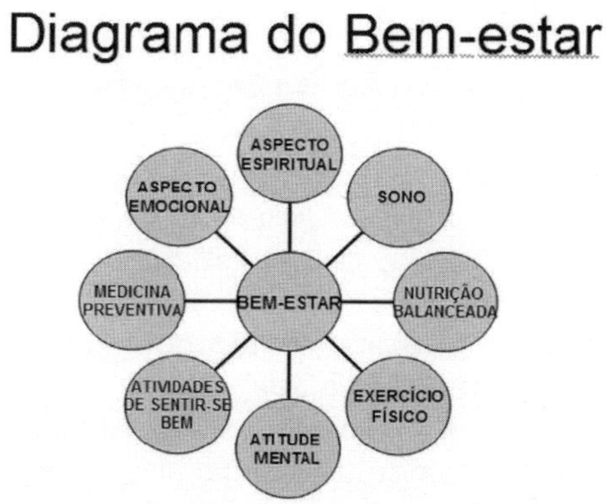
Diagrama do Bem-estar
ASPECTO ESPIRITUAL
SONO
NUTRIÇÃO BALANCEADA
EXERCÍCIO FÍSICO
ATITUDE MENTAL
ATIVIDADES DE SENTIR-SE BEM
MEDICINA PREVENTIVA
ASPECTO EMOCIONAL
BEM-ESTAR

Sono

As pessoas normalmente conseguem usufruir os benefícios do sono dormindo entre seis e oito horas por noite. Juntamente com a duração, a qualidade do sono também interfere na boa recuperação e descanso do corpo humano.

O organismo "gosta" de regularidade. O bom ritmo de sono favorece a restauração tecidual, além de liberar hormônios indispensáveis para o bom funcionamento da vida.

A ausência ou distúrbios de sono podem ocasionar implicações de saúde no médio e longo prazo, inclusive estimular o desenvolvimento da obesidade e diabetes, entre outras moléstias.

Cerca de 20% da população brasileira (adultos) tem alguma alteração de sono. A insônia parece afetar com mais ênfase populações urbanas do que rurais. Um bom exemplo disso é a cidade de São José do Rio Preto, no interior do estado de São Paulo, que apresenta índices de 36%. Em contrapartida, a cidade de Jaguari, no Mato Grosso do Sul, tem 16,8% de incidência (zona rural).

Detectada alguma manifestação de irregularidade, as pessoas devem procurar um médico. Algumas dicas e recomendações importantes para a "higiene do sono":

- Procurar se envolver com atividades relaxantes nas horas que antecedem o sono.
- Praticar atividades físicas.
- Fazer refeições mais leves à noite.
- Evitar a ingestão de bebidas alcoólicas e produtos à base de cafeína.
- Evitar o excesso de preocupações à noite.
- Procurar ambientes com pouca luminosidade, pois eles estimulam a liberação de mediadores químicos que favorecem a estimulação do sono.

Nutrição balanceada

Atualmente temos alta disponiblidade e oferta de alimentos variados, em relação a décadas passadas. A indústria de alimentos utiliza sofisticados dispositivos de marketing para atrair o consumidor. A alimentação desordenada rica em gorduras, em conjunto com a inatividade física, pode provocar as tão conhecidas doenças citadas anteriormente, mormente a obesidade.

A seleção de nutrientes adequados é imprescindível para o bom funcionamento do corpo. A ingestão equilibrada de carboidratos (elementos energéticos), proteínas (construtores) e gorduras deve ser administrada diariamente, em três a seis refeições diárias. Os alimentos contêm calorias (unidade de energia) indispensáveis para o suprimento energético.

A ingestão calórica superior ao gasto energético diário (gasto basal + gasto das atividades cotidianas + gasto do exercício físico) faz a balança energética se tornar positiva, ou seja, as pessoas tendem a ganhar peso e engordar.

Se a ingestão calórica for inferior ao gasto energético diário (gasto basal + gasto das atividades cotidianas + gasto do exercício físico), a balança energética se torna negativa, favorecendo a diminuição do peso e o emagrecimento.

O equilíbrio energético é atingido com o paridade calórica entre gasto e ingestão. Extremos de superávit e déficit podem ocasionar problemas à saúde.

O organismo humano tende a assimilar e processar melhor os alimentos, desde que sejam ingeridos em várias refeições diárias, em quantidades moderadas. Convêm ressaltar que o profissional indicado para executar orientações nutricionais é o Nutricionista.

Exercício físico orientado

O corpo humano evoluiu após milhares de anos para realizar atos motores caracterizados como básicos, assim como se deslocar (caminhar, correr), saltar e arremessar. Apresentamos uma ampla condição motora, possibilitada por inúmeras articulações, mobilizadas pela contração de músculos, gerando assim movimentos e gestos que variam entre os níveis de coordenação, complexidade motora e força.

Nós fomos "moldados" pela necessidade que nossa interação com o meio ambiente nos proporcionou, no sentido de utilizar o nosso aparelho locomotor para cumprir tarefas indispensáveis para a nossa sobrevivência, além da realização de diversas funções.

A prática de atividades físicas é indispensável para a manutenção da saúde. O sedentarismo é propulsor de muitos males da saúde e deve ser combatido com a prática de exercícios físicos, preferencialmente orientados por profissionais de Educação Física, que são habilitados e capacitados legalmente para exercer esta função.

O exercício gera adaptações e modificações no organismo, tornando-o mais apto à realização de atividades cotidianas e à prevenção de doenças, favorecendo a longevidade.

O American College of Sports and Medicine estabeleceu inúmeras vezes, em suas revisões literárias, a importância de três áreas de prescrição a serem estimuladas:

Exercício de efeito geral – Aqueles que ativam simultaneamente mais de 1/6 do total de grupos musculares corporais e envolvem a predominância de ativação do sistema cardiorrespiratório, além do sistema neuromuscular (efeito local).
Exemplo: Exercícios de força e resistência muscular realizados contra resistência mecânica em equipamentos de musculação ou utilizando o peso do próprio corpo.

Exercício de efeito local – Aqueles que ativam simultaneamente menos de 1/6 do total de grupos musculares corporais e envolvem a predominância de ativação do sistema neuromuscular (metabolismo muscular), além do sistema cardiorrespiratório (efeito geral).
Exemplo: Exercícios como caminhada, ciclismo, corrida, remo (cíclicos) e práticas esportivas e de lazer (ginástica aeróbia, hidroginástica, futebol, tênis de campo, handebol, entre outras modalidades acíclicas).

Exercício de flexibilidade e mobilidade articular – Aqueles que aumentam ou mantêm o nível de mobilidade das articulações sinoviais (as que apresentam mobilidade) através do aumento da elasticidade muscular, da capacidade de alteração dos tecidos conjuntivos, cápsulas articulares e ligamentos.

Para o bom desenvolvimento da aptidão física, há necessidade de compor um programa de exercícios envolvendo as três áreas acima mencionadas, de forma equilibrada e ajustada aos objetivos individuais de cada um. Esta prática conjugada proporciona uma série de benefícios:

- Melhoria da coordenação motora.
- Melhoria do equilíbrio e propriocepção.
- Melhoria do condicionamento cardiovascular aeróbio e anaeróbio.
- Aumento da eficiência do coração no processo de transporte de sangue.
- Aumento da força e resistência, favorecendo aumento de eficiência em atividades cotidianas.
- Possibilidade de controle do peso corporal e emagrecimento.
- Melhoria de desempenho esportivo de lazer ou de alto rendimento.
- Geração de hipertrofia (aumento do nível de massa muscular).
- Melhoria da postura corporal.
- Melhoria da circulação e oxigenação dos tecidos corporais.
- Minimização da osteoporose e osteopenia.
- Prevenção e tratamento de cardiopatias.

• Prevenção e tratamento de diabetes.

• Prevenção e tratamento da hipertensão arterial, entre inúmeras outras patologias.

Um bom começo para quem pretende fazer algum exercício físico é escolher alguma atividade que seja de fácil assimilação motora e não gere desconforto.

A frequência semanal mínima recomendada para a prática de exercício é de três vezes por semana, com duração mínima de 30 minutos. Esta proposta acarreta o desenvolvimento de adaptações fisiológicas que favorecem a saúde. Para objetivos como emagrecimento e hipertrofia muscular, seriam necessárias sessões de treino mais frequente e com duração maior do que a citada acima.

Atitude mental

Melhorar o seu nível de bem-estar está sensivelmente relacinado à mudança de comportamento e aumento do nível de consciência, do que realmente é importante ser feito, e mudar, a fim de que determinados efeitos possam ser refletidos de maneira positiva em nossas vidas.

Um dos aspectos mais importantes para essa mudança de comportamento consciente acontecer é a atitude mental. Cultivar uma atitude mental que seja positiva em relação à vida facilita a preparação para se submeter a modificações do dia a dia nas áreas relacionadas em nosso diagrama do bem-estar.

Temos oito pontos de foco para o bem-estar. Aconselha-se iniciar todo o processo focando poucas áreas e não todas ao mesmo tempo, pois isso pode ocasionar certa desmotivação. Procure, por exemplo, exercer esforços para melhorar a higiene do sono e iniciar um programa de exercícios. Posteriormente, ajuste modificações no âmbito nutricional, e assim por diante. A percepção das melhorias em seu organismo, como, por exemplo, uma ligeira modificação de sua composição corporal, já irá incentivá-lo a continuar seguindo em frente e multiplicando suas atitudes no sentido de viver e se sentir cada vez melhor.

Atividades relacionadas a "sentir-se bem"

Em um mundo onde cada vez mais temos afazeres que ocupam quase todo o nosso dia com trabalho e itens obrigatórios, torna-se necessário tentar o equilíbrio com atividades que você realmente goste e o façam sentir-se bem. A busca de um "hobby" pode ser uma boa solução. Descobrir as coisas que realmente nos fazem bem está no escopo do bem-estar.

Medicina preventiva

Boa parte das doenças, antes de se manifestarem, apresentam marcadores específicos que sinalizam antecipando e alertando a ocorrência de patologias. Consultar um médico e fazer os exames regulares propostos funcionará de maneira eficiente na profilaxia.

A medicina tem evoluído no sentido de cada vez mais utilizar procedimentos tanto através da medicina clássica quanto em áreas mais recentes que apresentem foco preventivo. Entre elas se destacam áreas como medicina esportiva, ortopedia, antiaging e biomolecular.

Aspecto emocional

Estar emocionalmente equilibrado é a busca da maioria das pessoas. São muitos os fatores que podem interferir no estado emocional. A sobrecarga de preocupações, tensões e pressão pode gerar o "stress". Para isso, desenvolver mecanismos ou situações que possam controlar o nível de "stress" deve funcionar na minimização de fatores que afetam negativamente a sensação de bem-estar no presente e influenciam este quadro no futuro.

Estar bem consigo próprio, lidar melhor com os relacionamentos interpessoais, organizar prioridades e se conhecer cada vez melhor auxiliarão a equilibrar o aspecto emocional.

Aspecto espiritual

De maneira variada, as religiões exercem um ambiente através do qual o individuo tem acesso a informações que lhe permitem aprofundar seus sentimentos de fé, credulidade e esperança.

Independentemente das convicções religiosas, as pessoas desenvolvem historicamente a fé. Esse sentimento possivelmente carrega o maior mistério da vida, tendo sido demonstrado por um verdadeiro estilo de vida, onde o relacionamento com Deus ocupa espaço fundamental.

O nível de conforto, esperança e felicidade das convicções

espirituais tem participação relevante na promoção do bem-estar.

Considerações finais

O segredo do sucesso parece estar na busca e manutenção do equilíbrio entre os fatores que estruturam os alicerces do bem-estar, adaptando estes conceitos com bom senso à sua realidade, sempre respeitando a sua individualidade e evitando o exagero de qualquer um destes aspectos.

Neste capítulo, o propósito foi estabelecer uma organização dos principais fatores e setores da vida e sua inter-relação com a promoção do bem-estar e com o processo de transformação de hábitos que influenciam o viver bem, hoje e amanhã.

Referências bibliográficas:

- Achour Jr., A. Exercícios de alongamento – Anatomia e Fisiologia – 3ª Ed.- Barueri, São Paulo. Ed. Manole Ltda. 2010.
- American College of Sports Medicine – Diretrizes do ACSM para os Testes de Esforço e sua Prescrição – Ed. Guanabara Koogan S.A. – 6ª edição – 2003.
- Barbanti, V.J. Dicionário de Educação Física e do Esporte - São Paulo: 1994 Ed. Manole Ltda. 1a edição.
- Brooks,D.S. Treinamento Personalizado – Elaboração e Montagem de Programas – São Paulo – Phorte Ed. – 2000.
- Goleman, D. Trabalhando com a Inteligência Emocional – Objetiva editora – 1998.
- Mc. Ardle, W.D.; Katch, F.I. Fisiologia do Exercício Energia, Nutrição e Desempenho Humano. 5ª Edição.
- Skinner, James S. Prova de Esforço e Prescrição de Exercício para Casos Específicos- Livraria e Editora Revinter Ltda.- Rio de Janeiro: 1991.
- Wolinsky, Hickson. Nutrição no Exercício e no Esporte - 2a edição - Editora Roca - 1996.

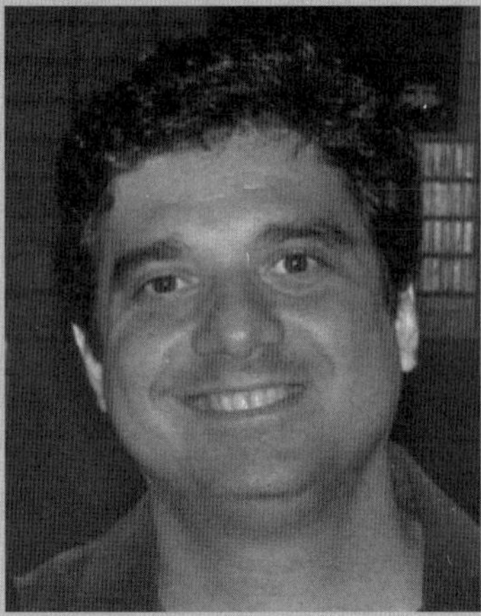

Prof. Tavicco Moscatello

Prof. licenciado em Educação Física (UNISA- SP 1987); Pós-Graduado em treinamento esportivo pela UNI F.M.U. - S.P. (1996); Diretor Pedagógico e de conteúdo do Fitness Brasil; Coordenador do Board científico do Instituto Fitness Brasil; Profissional do ano 2007/2008 – categoria profissional de Ed. Física (Prêmio Top Fiep); Ministrou mais de 750 cursos e palestras por todo o Brasil, Argentina, Paraguai, Uruguai, Estados Unidos e Espanha.

Site: www.tavicco.com.br

E-mail: tavicco@tavicco.com.br

Anotações

3

Inteligência – Sucesso – Saúde e Bem-Estar

Esses quatro elementos fazem parte do desejo da grande maioria da população mundial.
Por muito tempo se pensou que eram inconciliáveis e antagônicos.
Os novos conceitos mostram que de fato podem estar alinhados e ser convergentes.

Dr. Jô Furlan

Poucas coisas em nossas vidas terão tanta repercussão quanto a decisão de buscar e experimentar ser mais saudável e ter melhor qualidade de vida. Eu vou aqui reforçar ainda mais a primeira coisa que o Waldyr disse no primeiro capítulo do livro. Decisão é uma palavra cuja origem fala de ruptura. Decidir por algo significa seguir por um caminho, rompendo com o outro. Decisão é um tipo especial de ruptura.

Essa ruptura não precisa ser drástica nem radical. Mas com certeza será necessária, quando se deseja seguir pelo caminho do bem-estar. Hoje posso me sentir um pouco mais confortável ao falar sobre isso, pois há dois anos, em setembro de 2008, mais precisamente às 5 horas da manhã de uma sexta-feira, tomei essa decisão em minha vida.

Vou criar um quadro um pouco mais esclarecedor. Sou médico, escritor, me tornei o primeiro treinador comportamental do Brasil, conceito que criei em 2002, professor e pesquisador na área de neurociência do comportamento, mas apesar desse " currículo" vivia numa gangorra terrível em relação ao meu próprio bem-estar.

Em 2000 decidi definitivamente parar de tratar das doenças e começar de fato a ajudar a promover a saúde. Para isso, pedi demissão do meu ultimo emprego onde trabalhava como médico no pronto-socorro de um hospital na Grande São Paulo e passei a me dedicar exclusivamente à universidade, aulas, palestras e treinamentos.

Anos antes, havia me decidido a ter uma formação que me permitisse atuar nessa área. O grande objetivo era promover a saúde através de melhor gestão de vida. **Quanto melhor você gerenciar sua vida, mais produtiva e saudável ela provavelmente será.**

O objetivo então era claro: ajudar as pessoas a viverem melhor. Isso porque conhecia os números da OMS – Organização Mundial da Saúde que diziam que mais de 90% das doenças têm origem psicossomática. Estava cansado de trabalhar com apenas a ponta desse iceberg chamado doença. Na emergência, via o resultado final desse processo de desgaste da saúde.

Doenças como HAS-hipertensão arterial sistêmica, AVC-acidente vascular cerebral e IAM- infarto agudo do miocárdio eram apenas um pequeno exemplo do que uma vida desregrada pode causar. Sabemos ainda de inúmeras outras patologias, como diabetes e doenças autoimunes, são afetadas pelo estresse que debilita nosso sistema imunológico. Mesmo sabendo de tudo isso, não havia tomado a minha decisão. Passei anos a fio cuidando das pessoas e esquecendo de mim mesmo. Foi então que na madrugada desse dia 9 de setembro de 2008 perdi o sono. Às 9 horas faria uma palestra magna no 9° IRHSA – maior congresso de fitness do Hemisfério Sul e segundo maior do mundo.

Entre os quatro Key Speakers daquele ano estavam eu e Delfim Neto. Achei curioso dois "gordinhos" num congresso de fitness, mas vamos lá. Experimentei o impasse da teoria e da pratica. Meu tema estava relacionado a um novo conceito de liderança desenvolvido por mim, a liderança comportamental, a liderança inteligente. Tenho que confessar a vocês que estava envergonhado de enfrentar aquele público pesando quase 130 kg. Minha insônia foi resolvida com essa tomada de decisão e a partir daquele dia escolhi cuidar da minha saúde e do meu bem-estar. Durante minha palestra naquele dia, assumi essa escolha de forma emocionada para centenas de pessoas que ali estavam e até hoje sempre que estou num evento acaba alguém chegando perto de mim e dizendo: **não é que você mudou mesmo**!

Já emagreci algumas dezenas de quilinhos, e olha que cheguei a pesar mais de 145 kg em1999. A manutenção dessa escolha é trabalhosa. Afinal, convivi com a obesidade mórbida por décadas e hoje percebo quão terrível essa doença pode ser.

Buscando resposta para entender o que havia acontecido comigo durante esse tempo, entendi melhor a relação doentia com a comida e suas consequências. Estou prestes a lançar um novo portal para discutir o problema comportamental por trás da obesidade.

Prepare-se, porque vem aí o www.viciadosemcomida.com.br, onde discuto a obesidade como o resultado de um vício e todos os desafios de como combatê-lo na sociedade em que vivemos.

Não vou discutir aqui distúrbios alimentares, mas temos que repensar nossas abordagens e procedimentos sobre esse assunto.

Quando falamos sobre qualidade de vida, acabamos por perceber algo parecido. Conceitos antigos, ultrapassados. Vejo com frequência nas empresas um discurso muito diferente da prática. Os programas de Qualidade de Vida estão muito mais relacionados a técnicas de relaxamento, espaços alternativos e academias do que de fato a processos comportamentais que permitam às pessoas em geral obter os resultados almejados por esses programas. Sabemos dos benefícios da ginástica laboral, da yoga e da prática da atividade física, mas infelizmente a maioria dessas técnicas acaba sendo efetiva apenas para um pequeno grupo de pessoas que já estavam procurando formas de aprimorar o seu bem-estar. Elas já haviam tomado a sua decisão.

O bem-estar ou "wellness", como é tratado corporativamente, está um nível acima da qualidade de vida. O wellness é um grande guarda-chuva que traz abaixo dele uma infinidade de abordagens e conceitos. Veja isso de forma comportamental. Comumente, em minhas aulas faço um exercício para diagnóstico de metaobjetivo (o objetivo por trás do objetivo) dos meus alunos.

Pergunto a eles:

Para você é importante ser feliz?

Todos, sem exceção, respondem que sim.

Mas por quê?

Eles me dizem que se sentem bem quando estão felizes.

Então seu objetivo não é ser feliz, mas, sim, ter o bem-estar que a felicidade traz. O mesmo acontece com o dinheiro.

Pergunto a vocês:

Querem ter mais dinheiro?

Mais uma vez a resposta é afirmativa

Por quê?

Respondem que o dinheiro aumenta a sua sensação de segurança.

Mas o que vocês conseguem com isso, realmente?

Eles me dizem que quando se sentem mais seguros se sentem melhor, com mais garantias e conforto.

Então quer dizer que o que você está buscando é bem-estar?

É impressionante como as pessoas ficam assustadas ao perceber que boa parte de seus comportamentos visa aumentar o seu bem-estar direta ou indiretamente. Consciente ou inconscientemente.

Convido você a repensar o que é qualidade de vida. O ser humano vive num processo continuo de desenvolvimento. Abraham Maslow, um dos pais das teorias de motivação, já dizia:

"O que um homem pode ser, ele deve ser. A isso chamamos de autorrealização."

Constantemente encontro pessoas que me dizem que qualidade de vida é ter um pequeno negócio à beira-mar, uma pousada ou algo assim. Assusta-me a falta de conhecimento do assunto de uma pessoa que cria sonhos ilusórios, muito distantes da realidade. Não porque pesquisaram o assunto, mas sim porque querem acreditar que é dessa forma e acabam criando uma grande expectativa sobre isso.

Expectativa é um dos maiores males da Humanidade. Vivemos muitas vezes em função de sonhos e objetivos mal elaborados e mal definidos, que acabam causando um estrago imenso na nossa saúde física e mental.

Claro que o local onde você vive pode contribuir para uma melhora ou piora na sua qualidade de vida, mas isso começa antes, bem antes, dentro de você.

Acredito que o nosso grande desafio no mundo moderno não é trabalhar menos ou mais, mas sim encontrar formas de como continuar crescendo e se expandindo como ser humano, apesar da pressão coorporativa, dos desafios, cobranças, conflitos, corrupção, violência e tantas outras coisas desse tipo que comprometem nosso bem-estar.

Aprender a gerir sua vida deve ser um de seus maiores objetivos. Quanto mais eficaz for a sua gestão, melhores serão os seus resultados. Quando desenvolvi a teoria da Inteligência Comportamental Humana – a Inteligência do Sucesso, estava certo de ter conseguido sistematizar um conceito que servisse como ferramenta para as pessoas, independentemente de sua formação ou qualificação, para melhorar seus resultados e seu êxito em seus projetos. A princípio, acreditava que isso também seria um gerador de bem-estar. Infelizmente, me enganei. Independentemente do nível de sucesso de cada indivíduo, ele somente experimentará bem-estar se isso for importante para ele e um de seus objetivos.

A psicologia positiva, que tem como um de seus ícones Martin Seligman, já reforça o conceito em seu livro "Felicidade Autêntica": **felicidade é uma escolha e não um fim.** Da mesma forma, defendo que **viver bem e melhorar seu bem-estar são escolhas e não um fim**.

Provavelmente seu tempo de vida será muito aumentado quando comparado ao das pessoas que não têm nenhuma atenção com sua saúde. Mas aqui também ouço coisas como: fulano nunca fez nada e viveu 90 anos. Por favor, vamos basear as discussões dentro do que acontece na média, não nas exceções.

Muitos fatores interferem nisso. Entre eles a própria genética, com um peso importante. Mas são de pequenas coisas que estou falando aqui. Estou defendendo a prática de esportes e atividades físicas. Afinal, o conceito mais adequado seria: Atividade física é saúde e não o tradicional esporte é saúde. A vida de profissionais do esporte é comumente afetada por contusões e lesões, frutos de um trabalho excessivo. São profissionais e aprendem a lidar e trabalhar essas situações.

A atividade física vai desde a caminhada, subir um lance de escadas no seu prédio, fazer atividades numa academia de forma consistente, um treinamento individualizado e orientado por profissional especializado. Pratique esportes sim. Isso será saudável para você, mas, acima de tudo, faça mais atividades físicas.

Um dos grandes segredos da gestão de vida é o que chamo de regra das médias:

Você é aquilo que repetidamente faz na média, e não nos extremos.

Na área de pesquisa é comum dispensar resultados extremos. A medida mais correta está na média. Isso vale também para o que você faz, come, bebe, treina e vive. Como acredito que o bem-estar está na média do como vivemos, convido você a repensar o radicalismo de um lado ou de outro.

Quer dizer que sua alimentação mensal é de fato a média do que você consumia nesse mês. Se a grande maioria de suas refeições foi equilibrada, parabéns! Se menos de 50% seguiu esse padrão, tome muito cuidado, pois acredite que seu corpo irá colher as consequências.

Isso não quer dizer que naquele primeiro caso não tenha ocorrido uma ou mais refeições tão equilibradas, porém, a média delas é que está determinando seu padrão de alimentação. Curiosamente, posso afirmar com base na literatura e na minha própria experiência que quanto melhor você comer, mais difícil será fazer refeições desequilibradas.

Quanto ao seu treino físico, tome muito cuidado, pois você leva 21 repetições para criar um hábito e bastam apenas quatro interrupções para deixar de praticá-lo. De fato, a porta mais difícil de ser ultrapassada é aquela que leva você para fora da sua zona de conforto.

Lembre-se que viver com bem-estar exige trabalho e dedicação, e que muitas pessoas estão dispostas a isso, outra não. Seja por preguiça, acomodação ou puro conformismo.

Agora quero falar com você da uma dieta muito especial, pois ela irá nutrir não o seu corpo, mas a sua mente. Chamo de dieta emocional. Quais são as emoções que têm povoado a sua mente e são transmitidas para o seu corpo no decorrer de um dia normal? Realmente, tome muito cuidado com isso, pois:

Entra lixo, sai lixo.
Entram coisas boas e saudáveis na sua mente e
um novo mundo de possibilidades será construído.
Ser – Fazer – Ter
Quanto melhor você se tornar,
mais será capaz de realizar, e
ter mais será apenas uma questão de tempo!

Experimente fazer um exercício para verificar como está sua dieta emocional.

Pegue um bloco de anotações e anote por uma semana quais emoções experimenta durante um dia:

Segunda-feira:

Tristeza – "começou a semana"

Alegria – recebi um sorriso tão gostoso de um amigo no trabalho

Raiva – meu chefe tá de novo pegando no meu pé

Ansiedade - tenho muita coisa a fazer e o tempo está curto

Tá chegando a hora de ir embora e voltar para minha casa

(Perceba como podemos estar ansiosos por coisas completamente opostas.)

Felicidade: acabei de abraçar e beijar as pessoas que mais amo.

Descontração: fui treinar e tô voltando pra casa para ver um pouco de TV e brincar com meu filho.

Terça-feira: .. Quarta-feira...

Perceba que não existe certo ou errado. É apenas uma fonte de coleta de informação. Caso ache complicado explicar o porquê daquela emoção, anote apenas o nome dela: segunda-feira – tristeza, alegria, raiva, ansiedade, felicidade, descontração

Se você tiver disciplina na realização desse exercício, após uma semana terá dados suficientes para avaliar como está, na média, a sua dieta emocional. Poderá ficar surpreso com os resultados, pois provavelmente irá observar como você tem experimentado com frequência altíssima emoções nocivas e desgastantes, que comprometem sua saúde e seu bem-estar.

Não acredito nem em soluções mágicas nem em receitas prontas. Mas existem dicas que podem contribuir para aumentar o seu bem-estar mental. Hyrum Smith, um dos maiores especialistas mundiais em gestão de tempo e produtividade, em seu livro revolucionário Gestão de Vida criou:

As 10 leis naturais do sucesso

1ª – Você controla sua vida através do controle do seu tempo.
2ª – Os valores dominantes são a base da sua autorrealização.
3ª – Quando suas atividades diárias refletem os seus valores dominantes, você experimenta a paz interior.
4ª – Para atingir uma meta importante você precisa distanciar-se da zona de conforto.
5ª – O planejamento diário otimiza o tempo pelo aumento da concentração.
6ª – Seu comportamento é o reflexo daquilo que você realmente acredita.
7ª – Você satisfaz suas necessidades quando suas crenças são coerentes com a realidade.
8ª – Os comportamentos negativos são superados pela mudança de crenças incorretas.
9ª – Sua auto-estima deve, em última instância, surgir de seu interior.
10ª – Dê mais e você terá mais.

Então, convido você a escolher viver melhor. Criei recentemente as Pílulas de Motivação do Dr Jô. São mensagens motivacionais comentadas com uma abordagem comportamental. Hoje são enviadas a milhares de pessoas diariamente. Recebo com frequência depoimentos emocionados do efeito gerado por essas pílulas na vida das pessoas. É apenas uma metáfora, mas, se bem aplicada, pode trazer excelentes resultados.

Quanto mais você experimenta uma emoção, mais facilmente ela será ativada em sua mente. Isso vale tanto para as saudáveis quanto para as nocivas. Como treinador comportamental, tenho aplicado isso a centenas de milhares de pessoas na última década. Mas isso se tornou ainda mais impactante e poderoso a partir do momento que colhi seus resultados não só na minha mente, mas também no meu corpo.

Temos um grande desafio pela frente: cuidar cada vez melhor de nós mesmos e compartilhar com carinho e respeito esses conceitos. Cuidado para não se tornar o chato do wellness. Torne-se o exemplo dele. Lembre-se de que o que você faz fala tão alto que o que você fala acaba não sendo ouvido. Na universidade definimos sucesso como realizar o que você deseja e inteligência a capacidade de tomar decisões que levam você a ter esse êxito. Lembre-se das orientações de bordo de um avião:

Em caso de despressurização da cabine, máscaras de oxigênio cairão do teto. Puxe e posicione a sua em seus rosto e somente depois auxilie crianças ou idosos.

É necessário receber o seu oxigênio para poder cuidar das outras pessoas. Então, cuide de você. Experimente viver melhor, de forma mais saudável e construtiva. Faça do bem-estar uma escolha de vida, da inteligência do sucesso uma ferramenta para atingir os resultados desejados e da sua existência uma experiência fascinante, apaixonada e saudável.

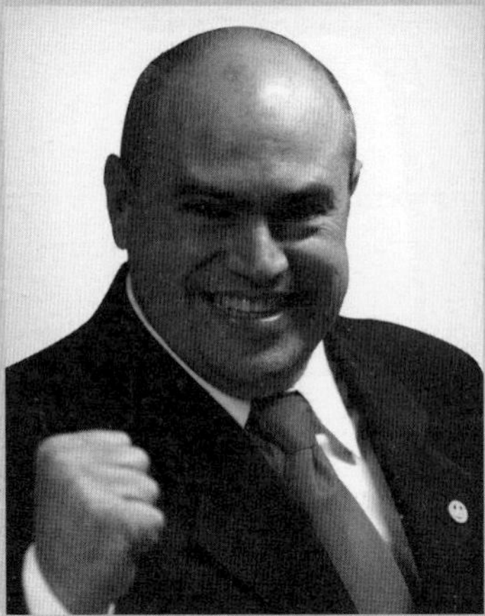

Dr. Jô Furlan

Médico, escritor, professor e pesquisador na área de Neurociência do comportamento, há mais de 10 anos; Autor da Teoria da Inteligência Comportamental Humana – "Inteligência do Sucesso"; Autor da Teoria da Liderança Comportamental; 1º Treinador Comportamental do Brasil; Suas áreas de formação e atuação incluem: PNL (Master e Trainer), Coaching, Mentoring, Hipnose Clássica e Ericksoniana, Terapias breves, Terapias cognitivo-comportamentais, Meditação, entre outras; Conferencista internacional; Especialista em Desenvolvimento Comportamental; Criador das Pílulas de Motivação; Foi professor convidado do Curso de Especialização em Medicina Comportamental da UNIFESP– Universidade Federal de São Paulo (antiga Escola Paulista de Medicina) e um dos precursores do conceito no Brasil. Autor do Best Seller: **INTELIGÊNCIA DO SUCESSO – A nova inteligência que explica a ciência do Sucesso** (2ª Ed. 2010) – Editora Ser Mais. Coordenador editorial e coautor da Coleção Ser+ - Ser+ Líder, Ser+ em Vendas, Ser+ Saudável e Ser+ Inovador em RH. Fundador e Coordenador da Universidade da Inteligência.

Site: www.drjofurlan.com.br

E-mail: falecom@drjofurlan.com.br

Anotações

4

Energia e bem-estar

Ser capaz de trabalhar horas seguidas, mantendo boa produtividade, demonstrando alegria e disposição, sem sinais aparentes de cansaço, é uma demonstração clara de muita energia.

Prof. Ms. Mauro Guiselini

O QUE É ENERGIA

Você se sente e age da mesma forma, é igual todos os dias? A resposta é muito simples... não. É praticamente impossível ser a mesma pessoa todos os dias, igual, mesmo para os mais metódicos.

Pensar, sentir, agir, repetir os mesmos padrões dia após dia não é para os humanos. Um simples movimento não é repetido de forma idêntica uma vez que, mesmo para os mais habilidosos, o corpo não é capaz dessa proeza, muito embora não exista diferença aparente para os nossos olhos.

Ora colocamos mais força, mais amplitude, mudamos a velocidade, enfim, alguma coisa é modificada que impede que o movimento seja realizado da mesma forma. Os atletas, durante o treinamento, repetem milhares de vezes a mesma habilidade para realizá-la com a maior precisão possível e, mesmo assim, cometem erros, pois além dos mecanismos neuromusculares envolvidos, o componente emocional sempre está presente.

Ao observar o atleta errar o pênalti, o arremesso na cesta, uma cortada sem bloqueio, cair no final de uma rotina de ginástica artística que realizou com precisão inúmeras vezes, tentamos entender a real causa do fracasso. Afinal, só fazem isso. Então, por que erraram quando não podiam?

Dependendo do "dia" um mesmo fato pode nos causar diferentes respostas, sob o ponto de vista emocional. Exemplo: ao chegarmos ao escritório, verificamos que o elevador está quebrado. Então, rapidamente podemos subir os seis andares com bom humor ou reclamando da falta de manutenção, ficar irritados porque "justo hoje" estamos cansados e temos que subir escadas.

Certos dias você se levanta rapidamente, sente muita disposição para enfrentar os costumeiros problemas, nada vai mudar o seu humor e a vontade para enfrentar o trânsito, o barulho das crianças no carro, o mau humor do chefe, a enfadonha reunião que nunca resolve nada. Nada disso é problema. Você está preparado para o que der e vier.

No entanto, tem dias que você literalmente não tem a mínima vontade de sair da cama, não tem disposição para nada, sente-se totalmente esgotado... Está *estressado!*

Podemos tentar encontrar as possíveis respostas para as variações do comportamento, da forma tão diferente que vivemos o nosso dia a dia, como mudamos tão rapidamente de uma hora para outra.

Uma coisa é certa, acabamos tendo a consciência de que é impossível sermos, todos os dias, a mesma pessoa, independentemente da nossa vontade. Mesmo porque, "os dias" não são sempre iguais. Muito embora tenham sempre 24 horas, eles não são iguais. É muito comum, no mesmo dia, a temperatura variar muitos graus, começar com muito sol e terminar nublado ou com muita chuva e frio.

Na realidade, todos gostariam de ser o *mais equilibrado possível*, que o corpo, os pensamentos, as emoções e os sentimentos funcionassem de tal forma que sofressem mínimas alterações decorrentes dos fatos, acontecimentos, pessoas e clima, que invariavelmente alteram o nosso estado de equilíbrio, nos tornam irritados, ansiosos, desanimados, cansados, desatentos, desmotivados, estressados e comprometem nossa saúde e qualidade de vida.

Existe uma forma de nos proteger, de enfrentar todas essas situações estressantes impossíveis de serem eliminadas da nossa vida?

Sim... Você tem que ter muita ENERGIA para não sofrer as consequências nefastas dos agentes estressores. Eles estão aí, são impossíveis de ser eliminados. Porém, você tem que estar preparado para ser capaz de manter o equilíbrio.

A palavra mágica é ***ENERGIA PESSOAL!***

A palavra ***Energia***, quando aparece sozinha, tem muitas definições:

- É matéria liberada.
- Capacidade de se produzir trabalho: vigor, vitalidade.
- Forças capazes de realizar ou manipular ações.

De modo geral, ***Energia*** pode ser definida como "a capacidade de realizar trabalho ou o resultado da realização de um trabalho".

No entanto, a ***Energia*** pode ser mais sentida do que definida e, a partir daí, podemos definitivamente compreender o que ela significa.

Quando se olha para o sol, tem-se a sensação de que ele é dotado de muita ***Energia***, devido à luz e ao calor que emite constantemente. Frequentemente nos referimos às crianças como sendo "portadoras de muita energia", pois elas raramente estão paradas, se movimentam o tempo todo, é um constante corre-corre. Quando se sentem cansadas, param, rapidamente recuperam a energia e continuam, muitas vezes até altas horas da noite.

Ser capaz de trabalhar horas seguidas, mantendo boa produtividade, demonstrando alegria e disposição, sem sinais aparentes de cansaço, é uma demonstração clara de muita ***Energia***.

Mostrar sinais de fadiga em atividades que requerem pequenos esforços, sonolência em qualquer hora do dia, falta de vontade não só para trabalhar, mas também para participar de atividades lúdicas, desinteresse por atividades que, até pouco tempo, eram consideradas prazerosas, são indicadores de ***diminuição de energia ou existência***

de muito pouca energia.

Todos nós temos internalizado o conceito de ***Energia!*** Sentimos em nós e nos outros a manifestação desse estado de condição energética, que denomino de **"ENERGIA PESSOAL"**.

1. Energia Pessoal

A energia pessoal é o conjunto do que você recebe do ambiente (dos alimentos, luz solar, das pessoas...), do que produz no próprio corpo, do que transmite de volta para o ambiente em que vive e como se sente consigo mesmo (Guiselini, 2008).

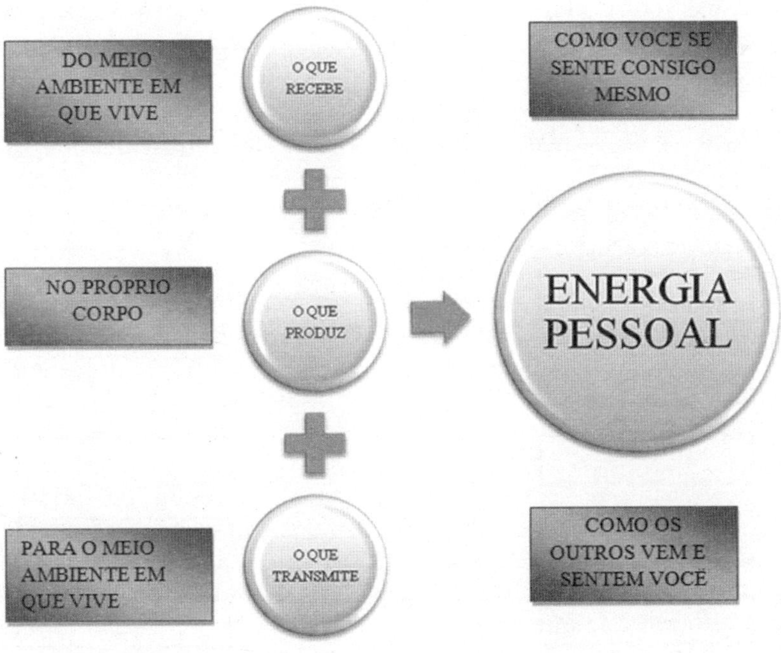

Fig. 1. A Energia Pessoal é o resultado do que você recebe, produz, transmite (Guiselini, 2008)

Saúde, disposição, viver mais, com melhor qualidade, em harmonia com seus familiares e amigos, aproveitando os prazeres que a vida lhe proporciona depende, portanto, do quanto de ENERGIA PESSOAL você tem disponível.

Você deve estar perguntando:

- Como posso obter mais energia, além daquela que tenho?
- É possível armazenar energia. Quanto ela dura?
- Às vezes sinto que estou com pouca energia. Como recuperá-la?
- Existem "fontes de energia" de fácil acesso, de preferência de baixo custo, onde eu possa buscar para recuperar a minha energia pessoal?
- É possível recuperar rapidamente a energia perdida ou mesmo quando sinto a falta dela?

Vou ajudá-los a encontrar as respostas, dar orientações simples, de baixo custo, para que você aprenda e consiga rapidamente, sem muito esforço, porém com boa vontade e determinação, aumentar seu potencial energético, conseguir atingir níveis satisfatórios da sua ***Energia Pessoal.***

Vamos começar fazendo um exercício simples, de autoavaliação: na figura abaixo, como você se sente?

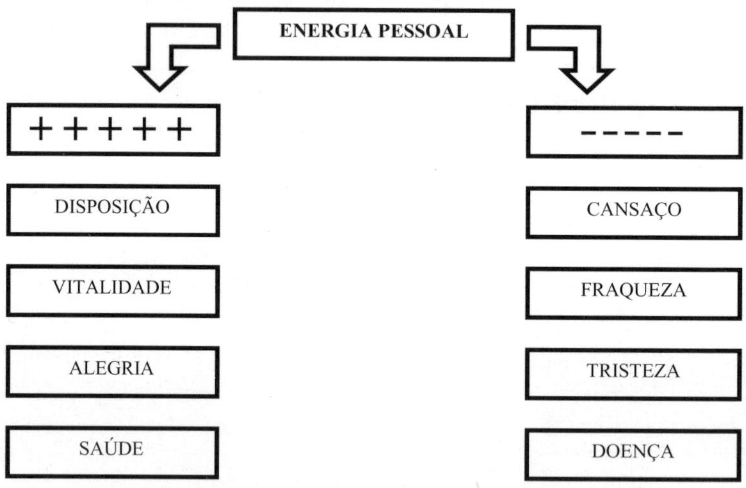

Fig. 2 A presença da energia e os sintomas no corpo

Agora que já fez uma autoavaliação da sua energia pessoal, de como se sente, da quantidade de energia que tem disponível, vamos conhecer como e onde buscar a renovação e/ou aumento da sua ***Energia Pessoal.***

Considero como fontes primárias para construir e renovar a sua ***Energia Pessoal*** : Alimentação Saudável, Exercício Físico Regular, Relacionamentos Socioafetivos e Ambiente.

É um processo muito simples!

Siga as orientações e irá se surpreender com os resultados. Você é capaz.

2. Alimentação Saudável

Diz o ditado popular: "você é o que come!"...

Para funcionar bem, o corpo depende, entre muitos fatores, de alimentação equilibrada e de boa qualidade, com uma quantidade proporcional às suas necessidades energéticas.

Isso quer dizer que o corpo é, ao mesmo tempo, um receptor e produtor de Energia; recebe e ingere substâncias que contêm energia armazenada – conhecidas como fontes de energia, e rapidamente, por meio de inúmeras reações químicas, funciona muito bem, mantém-se vivo e ativo.

Os alimentos ingeridos, combinados com a água e o oxigênio, constituem a fonte primária da Energia necessária para que o organismo humano funcione e viva por muito tempo.

Quando consumidos de forma correta, esses nutrientes suprem as necessidades do corpo, há energia disponível para seu bom funcionamento tanto em estado de repouso (conhecido como metabolismo basal) como para realizar proezas maravilhosas, participar de atividades intensas, que necessitam de muita energia, que consomem muitas calorias, como correr a maratona, jogar uma partida de futebol, surfar algumas horas, correr 10 km em uma hora...

Ter também energia disponível para atividades mais leves como dançar, caminhar no parque junto com a família e amigos, realizar as tarefas domésticas, ser capaz de trabalhar sem cansaço excessivo, entre outras possibilidades.

No entanto, quando você não se alimenta de forma correta ocorre o desequilíbrio. É importante entender que tanto a falta como o excesso de Energia proveniente dos alimentos é prejudicial à saúde. Ambas as condições provocam desequilíbrio físico.

A medicina tem demonstrado cada vez mais os inúmeros problemas de saúde decorrentes de hábitos alimentares inadequados.

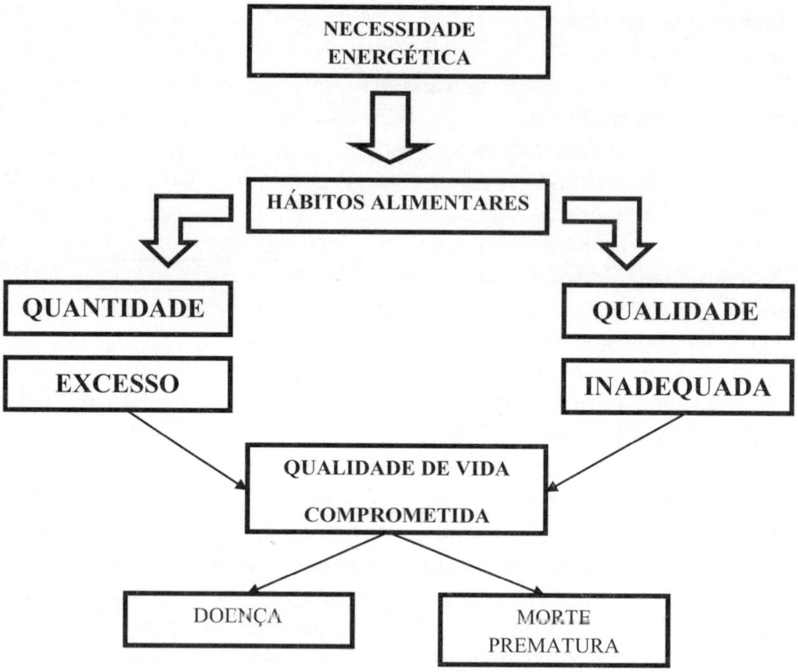

Fig. 3 Necessidade energética, quantidade e qualidade dos alimentos e os efeitos na qualidade de vida (Guiselini, 2008)

Para o bom funcionamento do corpo é necessário o perfeito equilíbrio entre os alimentos ingeridos – quantidade e qualidade, e a forma pela qual o corpo mobiliza (consome) a Energia armazenada proveniente dos alimentos.

Saber o que comer, a quantidade, quantas vezes ao longo do dia é fundamental para que você propicie ao seu corpo o combustível necessário para que cumpra todas as suas funções na sua plenitude, da melhor forma possível.

Atenção!

Muitas pessoas estão em desequilíbrio... Ou porque comem quantidades muito além das suas necessidades energéticas para se manterem vivas, trabalhar e se divertir, ou porque a alimentação não é balanceada, não contém todos os nutrientes básicos nas proporções recomendadas. Ou, como acontece na grande parte dos casos, porque tem baixa qualidade e é ingerida em excesso.

3. Exercício físico

Um dos principais responsáveis pelo bom funcionamento do corpo é a atividade física...

Você já ouviu alguém dizer, ou leu em alguma publicação, *"o que não usa atrofia", "a função faz o órgão", "onde há vida, existe movimento"*. São ditados populares cujos autores são desconhecidos.

É bem provável que o seu médico já deva ter recomendado a prática da atividade física regular para prevenir o aparecimento de doenças, tratar de algumas já adquiridas ou simplesmente para ajudar a diminuir o peso corporal. Afinal, você faz parte de um grupo majoritário – os sedentários, que sofre as consequências da inatividade física.

Pressão arterial alta, obesidade, diabetes tipo II, infarto do miocárdio, dores na coluna e osteoporose são algumas doenças frequentes entre os indivíduos sedentários, aqueles que ao longo do dia gastam poucas calorias além daquelas necessárias para as suas funções básicas... Já comentamos sobre isso.

É bom lembrar que o fato de ser ativo, se exercitar regularmente, não está 100% protegido das doenças citadas. O fato é que os sedentários são mais vulneráveis a determinados tipos de doença que têm estreita relação com inatividade, hábito de fumar, excesso de peso e personalidade tipo II (irritabilidade, impaciência, agressividade...).

A construção da ***Energia Pessoal*** depende tanto da alimentação equilibrada, lembra-se, quanto da prática regular e adequada de ***exercícios físicos.***

Ao se exercitar de forma correta, a energia proveniente dos alimentos é mobilizada, transformada por meio de inúmeras reações para produzir movimento; o coração pulsa mais vezes por minuto para bombear sangue, os pulmões recebem maior quantidade de ar e absorvem o oxigênio necessário para produzir energia aeróbia, os músculos esqueléticos se contraem, o cérebro organiza novas informações para coordenar movimentos e manter a postura, produzindo um sem-número de ações motoras.

Os carboidratos, gorduras e proteínas, dependendo da intensidade e duração dos exercícios, fornecem a energia necessária para a maravilhosa máquina humana realizar movimentos de tamanha complexidade e beleza, praticamente impossíveis de serem reproduzidos por qualquer máquina ou outro ser vivo.

Ao repetir esse processo regularmente, conhecido como treinamento físico*, o seu corpo/mente agradece muito, você sente mais disposição, aquele incômodo cansaço ao menor esforço desaparece, o humor melhora, percebe rapidamente que o seu condicionamento físico aumentou, até consegue usar novamente aquela velha calça jeans que há muito não passava na cintura. Com calma e paciência, aquelas gordurinhas vão cedendo lugar a músculos mais fortes e rígidos.

A ciência tem demonstrado cada vez mais a importância da prática regular do exercício físico para promover a saúde e o bem-estar, aumentar a longevidade e melhorar a qualidade de vida.

Isso ocorre porque treinar melhora o seu condicionamento físico. Resistência aeróbia, força muscular, flexibilidade, coordenação motora, equilíbrio/estabilidade e relaxamento são considerados capacidades biomotoras (bio = vida, motora = movimento), atingem níveis satisfatórios, recomendados pelos especialistas da medicina e educação física, quando os exercícios são praticados de forma equilibrada.

Como podemos observar, para estar bem condicionado é necessário desenvolver vários componentes. Isso significa que nenhum exercício sozinho poderá deixá-lo em forma. É importante se exercitar de forma variada, regular e com intensidade adequada às suas possibilidades.

A modalidade de exercício, o tempo de duração, o número de repetições e a frequência semanal devem estar de acordo com seu nível de condicionamento físico, objetivos e, acima de tudo, ser prazeroso.

Caminhar/correr na esteira, andar/correr no parque, andar de bicicleta, musculação, ginástica localizada, step, hidroginástica, alongamento, pilates, yoga, bike class, natação, jump, ironfit, tai-chi, relaxamento são modalidades de exercícios excelentes. Todas propiciam bons resultados. Porém, a escolha depende dos seus objetivos, da sua preferência pessoal para cada uma delas.

O exercício sem controle ou mesmo de forma inadequada, quando praticado em excesso pode provocar lesões, ser prejudicial à saúde. A palavra chave é moderação.

Na medida em que o seu condicionamento físico melhora, a sua ***Energia Pessoal*** aumenta e você a sente concretamente. Ela contribui para melhorar a aparência física (diminuir o excesso de gordura e aumentar a massa muscular), ter mais saúde e disposição e, principalmente, viver mais e com melhor qualidade de vida.

4. Ambiente e relacionamento socioafetivo

Como vimos, tanto a ingestão de alimentos quanto a prática de exercícios físicos devem ser feitas de forma equilibrada, sem exageros, para que seu corpo não sofra as consequências, a sua ***Energia Pessoal*** seja construída/renovada de forma saudável, sem riscos.

Além da alimentação e do exercício, existem outras duas importantes fontes para construir/renovar a sua ***Energia Pessoal***: o ambiente e os relacionamentos socioafetivos.

O ambiente em que você vive, sua casa, local de trabalho, cidade, país, planeta Terra, propiciam as condições que você deseja? Você se sente bem em todos eles? Sente "uma energia agradável, reconfortante"? Tem vontade de mudar, buscar um lugar em que a *"energia é melhor?*

Sentir-se bem em casa, no trabalho, na cidade, nos diferentes locais em que você vive é primordial. Porém, muitas vezes não é possível mudar. Mesmo que não se sinta bem, você tem que ficar. Sente que o ambiente rouba a sua energia, tem cansaço, irritação, falta de paciência e sonolência. Esses são indicadores de que você precisa buscar um lugar para reconstruir/renovar sua ***Energia Pessoal.***

Que lugar é esse? Existe? Onde está a fonte renovadora?

O lugar renovador é aquele em que você se sente bem! É o lugar onde ***"você sente que a energia é agradável, reconfortante, que lhe traz sensação de paz, harmonia, alegria e renovação!"***

Lembre-se! Energia é, acima de tudo, sentida...

Para muitos, o lugar para renovar energia é a praia, a combinação do sol, mar, barulho das ondas, o caminhar na orla marítima vendo o brilho da água, a brisa no rosto, o que traz sensação de paz, harmonia, e eles se sentem renovados.

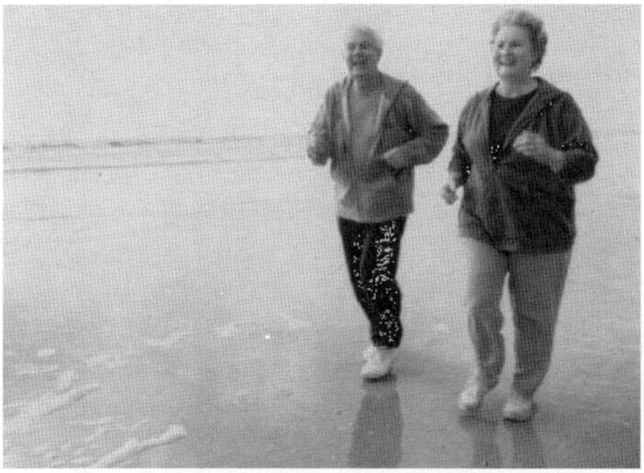

Foto 1 Energia do Mar

A mesma sensação de bem-estar, energia renovada, diminuição do estresse, é, para muitas pessoas, conseguida no campo, em contato com a natureza. O colorido das plantas combinado com o verde das árvores, a sinfonia do canto dos pássaros, o ar puro da mata, o não-compromisso com horário, são ingredientes que fazem parte da fonte de energia, recuperam/renovam a ***Energia Pessoal***, tanto física como emocional.

O ser humano é social por natureza e precisa da troca de energia do grupo, busca sentir-se bem socialmente. O contato com pessoas alegres, otimistas, de bem com a vida é uma excelente fonte energética. Você invariavelmente acaba se contagiando com a energia que circula entre pessoas com alto grau de afinidade.

Participar de atividades em grupos com interesse comum, como, por exemplo, a turma de corrida no parque, fazer parte de alguma equipe de competição esportiva (basquete, vôlei, bocha, futebol, peteca, entre outros) com objetivos recreativos, frequentar um curso de pintura, dança de salão, teatro, coral, culinária, encontrar as amigas para o chá da tarde, participar com os amigos no futebol às quartas-feiras após o expediente são atividade que, além de ampliar seus relacionamentos sociais, contribuem para o seu crescimento cultural, físico, emocional e possibilitam a troca energética entre pessoas com objetivos comuns.

Nessas ocasiões você tem a oportunidade de viver momentos diferentes do cotidiano, descontraídos, sem outro compromisso a não ser participar de um grupo para se divertir com muita alegria.

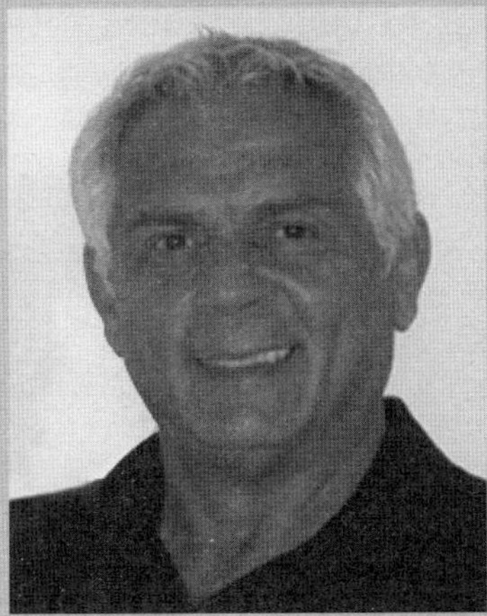

Prof. Ms. Mauro Guiseline

Mestre em Educação Física pela USP. Especialização em "Fitness Lidership" pela AFAA – American Fitness Aerobic Association; "Fitness Specialist for Older Adults", "Biomechanic of Resistance Training" e "Personal Education II" no The Cooper Institute, Dallas (EUA); Aperfeiçoamento em "Functional Training" pelo National Condition Strenght Association; Precursor da Ginástica Aeróbica no Brasil, foi Diretor Técnico das Academias RUNNER e Companhia Athlética; autor de 22 livros e 10 vídeos relacionados a educação física infantil, atividade física, saúde&bem-estar, ministra cursos no Brasil, Europa e America Latina. Proprietário do Instituto MAURO GUISELINI e Diretor do Instituto RUNNER de Ensino e Pesquisa. Professor da Faculdade de Educação Física da UniFMU, desenvolve estudos e pesquisas relacionadas a aptidão física, saúde, treinamento funcional, core, desenvolvimento infantil e envelhecimento. Criador do MET- multifuncional exercise training.

E-mail: mauro.guiselini@institutorunner.com.br

Anotações

5

Mudança de comportamento com a educação física, para o bem-estar

A Educação Física deve considerar o corpo humano nas suas dimensões cultural, social, política, psicológica e afetiva, além da biológica. O corpo é mais do que o organismo.

Prof. Ms. Fabio Saba

Bem-estar é o conforto diante da vida, a concordância com o tipo de desafios e compensações que ela apresenta, o estado de perfeita satisfação física, emocional, espiritual, social e intelectual. É a harmonia entre os pensamentos e as ações de uma pessoa em relação a si mesma e à coletividade.

A ideia de *bem-estar* está muito presente na vida de todos nós, na medida em que buscamos uma relação sadia com o ambiente, com as pessoas ao nosso redor, com a psique, com o corpo. O que torna essa busca sadia é nossa atitude, se guiada por princípios éticos e ideais de saúde e de felicidade. *Bem-estar* é fruto de uma percepção pessoal e depende das condições de saúde, dos relacionamentos interpessoais e dos riscos inerentes ao modo de vida de cada pessoa (i).

De acordo com esse princípio, Markus Nahas identificou cinco aspectos fundamentais do cotidiano que tornam essa percepção positiva: nutrição (a qualidade da alimentação); atividade física (exercícios habituais); estresse (estilo de vida e mecanismos de controle); comportamento preventivo (uso de equipamentos de segurança em situações de risco, não uso de drogas, estratégias para garantia da boa postura etc.); e relacionamentos (interpessoal, intrapessoal e com o ambiente). Eles formam o pentáculo do bem-estar (ii). O pentáculo resume os compromissos que cada indivíduo deve assumir consigo mesmo, a fim de se respeitar e se preservar. É o código de atitudes saudáveis que promove altos índices de saúde e prevenção de doenças; que reflete cuidado nas relações interpessoais, de modo a manter elevado o estado de espírito; que leva a ponderar diante de tentações e a recusar envolver-se em ações que poderiam ser prejudiciais.

Atitude pró-bem-estar é conhecer e respeitar seus limites e evitar pensamentos e ações autodestrutivos. O nível de *bem-estar* de uma pessoa depende muito de suas escolhas. É nesse sentido que o *bem-estar* se tornou objeto de estudo e meta da Educação Física e de várias áreas da saúde.

Tendo como ferramentas principais o exercício físico e o conhecimento do corpo e como aliada a alimentação adequada, a Educação Física levanta a bandeira do *bem-estar* a partir do movimento, com propostas que repercutem positivamente em vários aspectos físicos e não físicos de uma pessoa, entre os quais a administração do tempo livre, o lazer e a interatividade social. Deve ser o *bem-estar*, portanto, o principal objetivo de qualquer pessoa que busca a mudança de comportamento.

Para a mudança de comportamento no caminho do bem-estar é necessário passar por cinco fases. Todas as pessoas podem ser categorizadas em níveis diferentes em relação à prática de atividades físicas, abarcando desde o indivíduo mais inativo até o atleta mais preparado. São cinco as fases: a pré-contemplação, a contemplação, a preparação, a ação e a manutenção (i).

A pessoa que desenvolve o hábito da prática de exercícios físicos com um projeto de vida saudável, a partir de comportamentos saudáveis, atinge o estágio da manutenção. Os indivíduos que se encontram nesse estágio aderem com facilidade à prática regular de exercícios físicos, pois têm relação concreta com os benefícios do *bem-estar*.

No outro extremo, encontram-se os sedentários, indivíduos que raramente praticam hábitos saudáveis como, por exemplo, a prática regular de exercícios físicos. São os pré-contemplativos, que não só não praticam como também não cogitam realizá-los. Em outras palavras, não têm a mínima intenção de mudar seu comportamento cômodo e pouco saudável da ausência de prática física sistematizada, relegando a um segundo plano de importância o desenvolvimento de sua aptidão física e de sua saúde.

Obviamente, ninguém opera mudança em seu comportamento instantaneamente. Seria brusca demais para a rotina humana a alteração do estágio de um indivíduo sedentário para um indivíduo que se mantenha praticando regularmente exercícios físicos, aderindo a um programa sistematizado de treinamento.

O desenvolvimento pessoal de cada um realiza-se por meio de um movimento de evolução, que envolve progressos e retrocessos. A gradação da evolução e o comprometimento do praticante na modificação de seu status físico e psicológico são fundamentais para que se opere a mudança.

No caso do pré-contemplativo, o primeiro passo é levá-lo a considerar uma mudança em seu estilo de vida, preocupando-se com sua condição física, a fim de promover significativa alteração em sua rotina. Essa é a fase de contemplação. O candidato a praticante deve necessariamente passar a desejar uma condição diferente, com a consciência de que progredirá para um estágio mais avançado em termos físicos e psicológicos, a partir da prática sistematizada do exercício físico. A fase da contemplação é puramente psicológica, é a cobiça de uma condição corporal melhor, não revelando ainda nenhuma mudança significativa nos hábitos pessoais do indivíduo. A boa intenção é o primeiro passo.

Segue-se à contemplação a fase da preparação, em que são inseridos no cotidiano do indivíduo pequenos traços de mudança positiva em direção à prática do exercício físico. O indivíduo em fase de preparação deve ser disciplinado, planejando em que ponto de seu cotidiano a mudança comportamental deve ser inserida. Deve estar seriamente engajado na alteração de sua rotina, na reorganização da agenda pessoal e profissional, sabendo que em pouco tempo estará participando de um programa em busca de resultados concretos.

A planificação por escrito dos objetivos a serem atingidos e dos horários que serão disponibilizados para isso funciona como um poderoso fator psicológico em favor da mudança.

Muito empenhado em sua transformação comportamental, o indivíduo atinge a fase de ação, em que a prática de exercícios físicos, embora esporádica, já é uma realidade. Nesse estágio, o indivíduo ainda não se conscientizou de todos os benefícios da prática regular de exercício, passando por momentos de incerteza quanto aos ganhos obtidos pela atividade física sistematizada. Deve-se, portanto, ser estimulado a insistir na mudança radical em sua vida, direcionando-se para o nível de manutenção.

Lindsey e Corbin ilustram bem os diferentes estágios de evolução da prática da atividade física, rumo à aderência ou à manutenção, dando o seguinte exemplo: "Um tabagista que se encontra em um estágio de pré-contemplação diria: 'Eu não quero parar de fumar, deixe-me em paz.' Na fase de contemplação, sua resposta seria: 'Eu estou pensando em parar. Na fase de preparação, o fumante teria já comprado cápsulas de nicotina que diminuiriam a sua vontade de fumar, sem, no entanto, tomar nenhuma outra atitude mais eficaz. No estágio de ação, o fumante já teria tentado parar de fumar ou reduzir a quantidade de cigarros fumada. Quando da manutenção, o fumante teria parado de fumar por um extenso período de tempo (ii).

A primeira influência benéfica que leva o praticante a manter rotineira realização de exercícios físicos, rumo à mudança de comportamento, é o prazer na prática física. Mesmo que o exercício físico não esteja levando à condição de bem-estar completa almejada pelo indivíduo, se houver o prazer na prática, esta vai ser mantida.

O prazer é um componente subjetivo e pessoal, de grande importância. A sua importância advém do fato de que a atividade prazerosa desencadeia espontaneamente um processo de interesse crescente pela prática do exercício físico, levando o indivíduo à maior curiosidade para entender mais sobre as atividades físicas que realiza.

Um segundo elemento que podemos citar como influente na manutenção do indivíduo ao exercício físico que está praticando é a sensação de satisfação com os resultados atingidos em relação ao *bem-estar* físico e psicológico a partir do exercício físico. O sentimento de conforto em relação à aparência pessoal dá segurança ao praticante na exposição pública.

Outro fator que facilita a manutenção e a aderência à prática do exercício físico é o envolvimento pessoal do praticante com exercícios físicos e os esportes em seu histórico pessoal passado. As pessoas que são ativas no presente muito provavelmente foram ativas no passado. Os hábitos passados de prática de exercícios físicos criam um sentimento de familiaridade com a prática, o que torna o praticante mais autoconfiante e motivado para a prática presente.

Sobre histórico pessoal, em relação ao esporte a aos exercícios físicos, a Educação Física tem sua presença bem marcada na lembrança da maioria das pessoas. É muito provável que grande parte das pessoas tenha ouvido falar em Educação Física pela primeira vez dentro da escola, na infância. A memória deve trazer lembranças de correria, gritaria, suor, descontração e professores amigos. Aquelas aulas fora de sala divertiam, desafiavam, criavam grupos, elegiam líderes, vencedores, perdedores.

O calor gerado na movimentação das crianças não era apenas o do aquecimento do corpo, mas também o ardor da vontade de conseguir. Conseguir o que fosse importante para cada um ali, no meio dos olhares dos colegas, todos expostos em suas habilidades, fragilidades e inseguranças. E o que se conseguia e o que não se conseguia tinham um peso enorme no bem-estar e conseqüentemente na autoestima dos alunos. Uma criança ou um adolescente não passam incólumes pela Educação Física. A Educação Física tem uma missão que, se bem-sucedida, gera resultados para toda a vida de uma pessoa. Se cumprida a sua missão, ela não fica apenas no passado, nas lembranças do tempo de escola, mas permanece presente sempre.

A Educação Física é maior do que parece. Ela começa antes, vai muito além do movimento regulamentado do corpo e pode ser o conjunto de exercícios físicos e esportivos, com objetivos e características variados.

Ao falarmos sobre qualquer tipo de prática física, descontraída como um jogo de amarelinha ou séria como um campeonato mundial de judô, estaremos falando de um segmento da Educação Física. Também é Educação Física a profissão encarregada de todas as atividades físicas, com todas as funções e atribuições que o profissional da área pode ter, como lecionar Educação Física em escolas, fazer diagnósticos e prescrever exercícios personalizados ou gerenciar um time. Educação Física não é ocupação, é profissão reconhecida e regulamentada, com curso superior.

A Educação Física deve considerar o corpo humano nas suas dimensões cultural, social, política, psicológica e afetiva, além da biológica. O corpo é mais do que o organismo. É seu meio de transporte pela vida e sofre junto, emociona-se junto, muda continuamente conforme as transformações do seu espírito, conforme sua religião, sua maneira de pensar, seus costumes, as regras que regem seu comportamento, seus ditames morais, suas normas internas e externas de conduta e relacionamento social.

Dizem que os olhos são as janelas da alma, mas o corpo inteiro é. O corpo também se transfigura em resposta àquilo de que se alimenta, seja esse alimento concreto ou abstrato. É capaz de se agitar repentinamente ao ouvir um samba, como é capaz de se encolher de vergonha se for, inesperadamente, flagrado na privacidade.

O corpo fica de mau humor e se torna rijo; fica entusiasmado e saltita; fica apaixonado e amolece, entregue. O corpo se amolda à mente, materializando e dando forma aos pensamentos, aos sentimentos, aos medos, às aflições, a tudo de que é feito uma pessoa.

Então, é papel da Educação Física tornar as pessoas conscientes do seu corpo e aptas a lidar com eles para serem felizes. É papel da Educação Física ampliar os horizontes do adolescente alto que começa a se curvar e ficar corcunda para não destoar dos colegas mais baixos, e também ajudar a integração dos mais obesos. É papel da Educação Física desfazer incômodos preconceituosos, diante da movimentação espontânea do corpo para que as pessoas cresçam livres para se expressar sem vergonha, sem temer taxações, sem almejar tão somente a admiração de seus gestos em um jantar sofisticado de negócios.

É missão da Educação Física proporcionar ao ser humano chances eternas de valorizar o seu corpo e o corpo dos outros como o retrato da sua personalidade.

Antes dos ideais de saúde, a Educação Física quer fazer com que as pessoas do século XXI se desenvolvam como cidadãos autônomos e capazes de, a partir de um repertório rico de movimentos, apreciá-los criticamente, assumirem um posicionamento próprio e construírem um estilo pessoal de expressão corporal e ação, assumindo uma postura não preconceituosa e não discriminatória diante de diferenças. Em outras palavras, a meta principal da Educação Física escolar é a cidadania.

A Educação Física muda sempre, cresce constantemente, evolui rapidamente. Hoje, ela quer mexer não só com o corpo, mas com a cabeça das pessoas. É verdade. A intenção dos profissionais de Educação Física mais sintonizados e comprometidos com as novas tendências é mudar a maneira de pensar, é interferir no comportamento de quem ainda não foi persuadido a adotar uma postura saudável na vida. Queremos é contagiar mais e mais pessoas com essa vontade de se cuidar, de manter o corpo vivo e disposto, de usufruir as maravilhas que o ser humano é capaz de fazer com seu corpo em plena forma.

A Educação Física quer entrar na vida das pessoas de uma vez por todas. Quer estar presente em cada passo que você der, em cada escolha que fizer. Ora, Educação Física é Educação. De crianças, jovens, adultos, idosos, todo mundo. Ela quer abrir os olhos das pessoas para as atitudes facilitadoras do bem-estar. É preventiva e remediadora. Ela ensina a fortalecer para não fraquejar, alongar para ser flexível, trabalhar a respiração para poder persistir. Ela vira você de cabeça para baixo e pernas para o ar para que você veja o mundo de outro ângulo. Ela põe você diante de um adversário para que você aprenda a vencê-lo e entenda o porquê das derrotas. Ela o desafia para que você vá até onde não sabia que era possível. E você descobre que suas pernas têm autonomia e força para alcançar seus sonhos.

Educação Física é autoconhecimento. É o aprendizado do corpo: você aprendendo sobre ele e com ele, ao longo da vida. O caminho mais prazeroso para a mudança de comportamento na direção do bem-estar e da felicidade plena.

i

ii Nahas , M. V.; Barros, M. V. G.; Franca lacc i, V. O pentáculo do bem-estar - base conceitual para avaliação do estilo de vida de indivíduos e grupos. In: Revista Brasileira de Atividade Física & saúde,Londrina/PR. v. 5, n. 2, pág 48, 2000

ii B. Marcus et al., "Self-Efficacy and the Stages of Exercise Behavior Change", In: Research Quarterly forExercise and Sport, 1994.

ii Charles B. Corbin e Ruth Lindsey, Concepts of Physical Fitness with Laboratories, Dubuque, Brown & Benchmark, 1997.

Saba, Fabio K. F. Aderência à Prática de Exercício Físico em Academias, Editora Manole, 2001

Saba, Fabio K. F. Mexa-se: Atividade Física, Saúde e Bem-Estar. Editora Phorte, 2008.

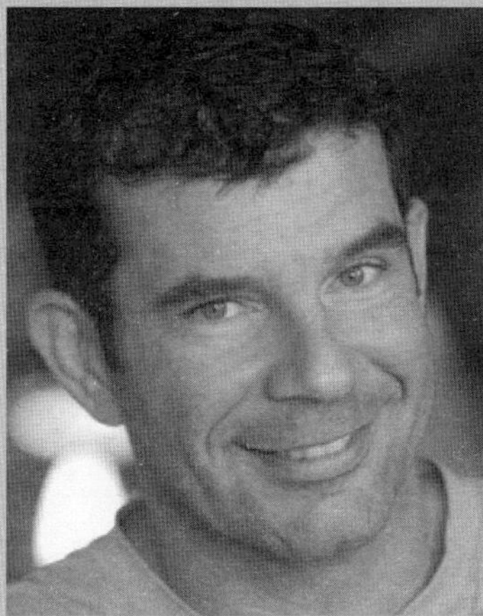

Prof. Ms. Fabio Saba

Mestre em Educação Física pela Universidade de São Paulo, USP. Diretor de várias academias como Companhia Athletica, Bio Ritmo e Runner. É professor e coordenador do curso de Administração e Marketing Esportivo da Universidade Gama Filho. Foi Secretário Adjunto de Estado da Educação de São Paulo, Vice-Presidente da Fundação Estadual do Bem-Estar do Menor e Coordenador Geral de Esportes da Secretaria de Estado da Juventude, Esporte e Lazer de São Paulo. É autor de sete livros e quatro DVDs sobre gestão e exercício físico. Foi eleito profissional de Educação Física do ano em 1996, 1997 e 2006. CREF/SP-G – 0007.

E-mail: fabio@fabiosaba.com.br

Anotações

6

Atividade física, saúde e longevidade:
razões para viver mais e melhor

Muitas pessoas têm dúvidas sobre como realizar as atividades físicas para melhorar sua saúde e desempenho físico. Quanta atividade é suficiente? Qual é a melhor modalidade? Quantas vezes por semana e com qual duração? Em que intensidade devo me exercitar? Posso dividir as atividades durante o dia? Só terei resultado se entrar numa academia?

Prof. André Leta

O estilo de vida da sociedade moderna tem gerado mudanças negativas nos nossos hábitos de vida, como aumento da carga horária de trabalho, estresse excessivo, dieta desregulada e hipercalórica, diminuição das atividades físicas espontâneas do dia a dia, como subir escadas e andar de uma quadra a outra, pouco tempo para o lazer e a prática de exercício regular e aumento das horas sentado em frente ao computador ou vendo televisão. Esse quadro contribui para o aumento do sedentarismo e desenvolvimento lento e progressivo de inúmeras doenças crônicas, como a doença coronariana, hipertensão, obesidade, colesterol elevado, diabetes, câncer, osteoporose e depressão. Estima-se que atualmente 60% das 56 milhões de mortes relatadas anualmente (Organização Mundial da Saúde, 2002) são causadas por estas doenças.

Há mais de dois milênios, Hipócrates já citava que "uma saúde positiva requer o conhecimento da constituição primária do homem... bem como o efeito do exercício... Caso exista qualquer deficiência em exercitar o corpo, ele cairá doente". Hoje é consenso da comunidade científica e médica que a atividade física é uma das estratégias mais eficazes, menos custosas e mais prazerosas para prevenir e tratar essas doenças.

Fortes evidências científicas demonstraram que indivíduos mais ativos que realizavam atividades moderadas (caminhar 4,8 km em uma hora) a vigorosas ("trotar" 9 km em uma hora), com idades variadas, reduziram o risco de morte prematura entre 25% e 50%, quando comparados aos indivíduos sedentários e que se exercitavam menos. Estes estudos apontam ainda que os indivíduos que despendiam mais de 2.000 kcal semanalmente com atividades físicas no tempo de lazer viviam em média 2,15 anos a mais quando comparados com os que gastavam menos de 500 kcal. Para cada hora de atividade física realizada adicionam-se aproximadamente duas horas a mais de vida.

O nível de condicionamento físico medido através da capacidade aeróbia e da força muscular também tem sido utilizado por diversos pesquisadores como um preditor de mortalidade futura. Os resultados desses estudos são impressionantes: os indivíduos com aptidão aeróbia moderada tiveram a taxa de mortalidade reduzida em 50%, e os mais condicionados, em até 75%, quando comparados com os indivíduos com baixa aptidão aeróbia. As pesquisas avaliando o impacto do nível de força muscular apontam para uma redução no risco para todas as causas de mortalidade de 35% a 44%, respectivamente, para os indivíduos com aptidão muscular alta e moderada.

Esses estudos indicam claramente que você não precisa ser atleta, ou demandar horas de treinamento para obter benefícios significativos para a sua saúde. Níveis de atividade física e condicionamento moderado já proporcionam resultados expressivos na redução da taxa de mortalidade e aumento da expectativa de vida. A maioria dos benefícios já é atingida com o mínimo de 150 minutos de atividade física semanal moderada, como uma caminhada rápida. Benefícios adicionais para a saúde são alcançados quando a quantidade de atividade física é realizada com intensidades superiores, maior frequência e/ou duração.

O processo de envelhecimento é visto como um declínio inevitável na saúde e da capacidade funcional. Entretanto, diversos pesquisadores têm proposto que a inatividade física tem parcela considerável na perda funcional associada com a idade. Esse declínio pode ser atenuado e até mesmo revertido com a atividade física regular, fazendo com que o idoso se mantenha ativo, com autonomia e independente durante toda a vida. Evidências recentes começaram a emergir quanto ao papel positivo do exercício na melhora da saúde mental, principalmente em idosos.

Logo, mudar os hábitos de vida e manter-se fisicamente ativo deve ser uma das prioridades para os indivíduos de todas as idades que desejam ter estilo de vida agradável, divertido, produtivo e com saúde.

Benefícios para a Saúde associados com a atividade física regular para adultos e idosos

Evidências fortes
Menor risco de
Morte prematura
Doença arterial coronariana
Acidente vascular cerebral
Desenvolver a hipertensão
Perfil lipídico inadequado
Diabetes tipo 2
Câncer de colón
Câncer de seio
Outros benefícios
Prevenção do ganho de peso
Redução do peso corporal, quando associada com restrição calórica
Prevenção de quedas
Redução da depressão
Melhor função cognitiva para os idosos

Evidências moderadas a fortes
Melhor saúde funcional para os idosos
Redução da obesidade abdominal
Evidências moderadas
Menor risco de fratura do quadril
Menor risco de câncer no pulmão
Menor risco de câncer no endométrio
Manutenção do peso após o emagrecimento
Aumento da densidade mineral óssea
Melhora da qualidade do sono

Muitas pessoas têm dúvidas sobre como realizar as atividades físicas para melhorar sua saúde e desempenho físico. Quanta atividade é suficiente? Qual é a melhor modalidade? Quantas vezes por semana e com qual duração? Em que intensidade devo me exercitar? Posso dividir as atividades durante o dia? Só terei resultado se entrar numa academia? Baseado nas pesquisas e diretrizes mais recentes, seguem as principais orientações para quem deseja iniciar e manter-se ativo durante toda a vida.

Principais diretrizes para a prescrição de atividade física para adultos e idosos

Orientações gerais

Peça uma avaliação médica antes de iniciar seu programa de atividade física.

1. Solicite a orientação de um professor de Educação Física para prescrever e orientar suas atividades.
2. Alguma atividade é melhor do que nenhuma. Qualquer atividade física diária com o consumo de mais de 100 kcal promove algum benefício para a saúde.
3. Adote um estilo de vida mais ativo durante o seu dia:
   - Acumule de 8 a 10 minutos de caminhadas durante o dia (indo e/ou voltando para o trabalho, durante a parada para um café, após o almoço e/ou antes do jantar).
   - Evite utilizar elevadores, suba o maior lance de degraus possível durante o dia.
   - Desça do ônibus/metrô ou estacione a uma ou duas quadras do seu trabalho. Escolha um esporte de lazer (vôlei, futebol, tênis) ou uma atividade física (caminhada ou pedalada) para realizar nos finais de semana com a família ou amigos.

4. O programa de atividade física para a saúde deve focar o treinamento de dois principais componentes: atividades aeróbias e de fortalecimento muscular.
5. Realize um aquecimento e volte à calma (desaquecimento) com menor velocidade e intensidade nas atividades aeróbias e maiores repetições e menor carga para as atividades de fortalecimento muscular.
6. Como parte do desaquecimento, objetivando manter e melhorar a flexibilidade, inclua exercícios de alongamento estático para os principais grupamentos musculares, com uma a três séries de 15 a 30 segundos de manutenção na posição.
7. Objetivando obter maiores benefícios com o estilo de vida ativo, melhore outros comportamentos associados com a saúde, como:

- Adoção de uma dieta saudável.
- Controle do estresse.
- Evitar o abuso de álcool e drogas.
- Não fumar.
- Dormir adequadamente.

Atividades aeróbias

As atividades aeróbias são aquelas em que movimentamos grandes grupamentos musculares, de maneira contínua e rítmica (por exemplo, caminhada, pedalada e natação). Além dos benefícios para a saúde apontados anteriormente, a atividade aeróbia regular deixa o coração e o sistema cardiovascular mais "fortes" e aptos, permitindo a você realizar suas atividades diárias com maior vigor, menos cansaço, maior eficiência e prazer.

Orientações para a prescrição das atividades aeróbias:

1. Para benefícios substanciais para a saúde, realize no mínimo 30 minutos, cinco vezes por semana, de atividade aeróbia moderada, ou 25 minutos, três vezes por semana, de atividade aeróbia vigorosa ou a combinação de ambos.
2. Objetivando benefícios adicionais e mais expressivos, realize no mínimo 60 minutos, cinco vezes por semana, de atividade aeróbia moderada ou 30 minutos, cinco vezes por semana, de atividade aeróbia vigorosa ou a combinação de ambos.
3. Realize no mínimo três sessões de atividade aeróbia por semana, aumentando a sua frequência progressivamente para cinco ou mais dias.
4. Inicie o programa com 30 minutos de atividade aeróbia leve a

moderada em três sessões semanais, progrida lentamente a duração da atividade até atingir o limite mínimo de 150 minutos semanais recomendados.

5. As atividades moderadas devem ser realizadas numa intensidade que corresponda a aproximadamente 60% a 70% da sua Freqüência Cardíaca Máxima (F.C.M.), onde a F.C.M. = 220-Idade. Exemplificando, para indivíduo com 40 anos: 220-40 = 180 bpm (batimentos por minuto). Zona de Treinamento Aeróbio Moderado = 108 (60%) a 126 (70%) bpm.

6. As atividades vigorosas devem ser realizadas numa intensidade que corresponda a aproximadamente 71% a 90% da sua F.C. Máxima (220-Idade).

7. Para facilitar o controle da intensidade do treinamento, caso não possa realizar o controle pela frequência cardíaca, numa escala de esforço percebido de 0 a 10, onde em 0 você está sentado e o 10 é o esforço máximo possível, a atividade moderada encontra-se no 5 e 6 e a atividade vigorosa no 7 e 8.

8. A atividade aeróbia pode ser dividida em blocos de 10 minutos cada, acumulados durante o dia.

Exemplos de diferentes atividades aeróbias e intensidades

Intensidade moderada
Caminhada rápida (4,8 km em 1 hora)
Hidroginástica
Pedalar a menos de 16 km por hora
Tênis (dupla)
Dança de salão
Jardinagem
Intensidade vigorosa
Jogging ou corrida recreacional
Natação
Tênis (dupla)
Dança aeróbia
Pedalar a 16 km por hora, ou mais rápido
Pular corda
Montanhismo e caminhada em aclives com bagagem (mochila)
Jardinagem pesada

Exercícios de fortalecimento muscular

As atividades de fortalecimento muscular proveem benefícios adicionais não alcançados pelas atividades aeróbias, incluindo o fortalecimento dos ossos, melhora da aptidão muscular, ganho da massa muscular e atenuação na perda de força e massa muscular (sarcopenia) decorrentes do processo de envelhecimento. As atividades de fortalecimento fazem com que nossos músculos tenham uma solicitação muscular diária superior à que estamos acostumados, "sobrecarregando" o sistema músculo-esquelético. O treinamento com pesos (musculação) é a atividade de fortalecimento muscular mais conhecida. Entretanto, exercícios com elásticos, com o peso corporal e a ginástica calistênica (localizada) também são eficazes e podem ser utilizados para o desenvolvimento deste componente.

Orientações para a prescrição das atividades de fortalecimento muscular

1. Realize os exercícios de fortalecimento muscular com intensidade moderada a alta para os principais grupamentos musculares no mínimo duas vezes por semana;
2. Selecione 8 a 10 exercícios para os principais grupamentos musculares e regiões do corpo (peitorais, dorsais, deltóides, braços (bíceps e tríceps), coxas, pernas, abdômen e lombares);
3. Objetivando o auxílio na prevenção das lombalgias, inclua exercício de fortalecimento da região lombar (músculos globais e locais).
4. Inicie com uma série para cada exercício, progredindo para duas a três séries de 8 a 12 repetições.
5. Selecione a carga dos exercícios que lhe permita realizar 12 repetições não máximas.
6. Reavalie e reajuste a carga dos exercícios quando conseguir executar 12 repetições com facilidade e correta execução do movimento.

Recomendações adicionais e específicas para os idosos

1. Quando os idosos não puderem realizar 30 minutos, cinco vezes por semana, de atividade aeróbia moderada, em função de limitações médicas, eles devem adequar o volume e a intensidade da atividade de acordo com a sua condição e habilidade.
2. Objetivando a prevenção de quedas, exercícios para a manutenção e melhora do equilíbrio devem ser realizados em três ou mais dias da semana.

3. Os idosos devem saber quando a sua condição crônica interfere e afeta a prática de exercícios de forma segura.
4. O nível de esforço e prescrição de exercícios deve ser compatível com o estado de aptidão física e saúde do idoso.
5. Pelos motivos acima, é fundamental que a prescrição de exercícios seja feita por um professor de Educação Física, em conjunto com o médico que acompanha a pessoa.

Conclusões

Existem evidências consistentes, fundamentadas em inúmeros estudos prospectivos epidemiológicos, demonstrando que o estilo de vida sedentário e a baixa aptidão física aumentam o risco de morbidade e mortalidade causadas por diferentes doenças crônicas. A existência sedentária não é da natureza humana. Ela resulta em adaptações negativas na nossa constituição anatômica, fisiológica e bioquímica, levando ao desenvolvimento de inúmeras doenças e à morte prematura.

O estilo de vida ativo deve ser estimulado e reincorporado, resgatando o modo de vida que caracterizou a nossa evolução. A atividade física regular tem o potencial de afetar positivamente todos os sistemas do corpo humano, levando a numerosos benefícios para saúde, diminuição da taxa de mortalidade, aumento da expectativa de vida e longevidade, que podem ser alcançados independentemente de outros comportamentos relacionados à saúde. Mais importante do que acrescentar anos à vida das pessoas, exercícios físicos regulares, feitos sob a orientação de profissional capacitado, acrescentam vida aos anos das pessoas.

REFERÊNCIAS BIBLIOGRÁFICAS

BLAIR, S.N., KOLL III, H.W., BARLOW, C.E. & PAFFENBARGER, R.S (1995). Changes in physical fitness and all-cause mortality. A prospective study of healthy and unhealthy men. JAMA, April, 273 (14): 1093-1098.

BLAIR, S.N., KAMPERT, J.B., KOLL III, H.W., BARLOW, C.E., MACERA, C.A., PAFFENBARGER, R.S. & GIBBONS, L.W. (1996). Influences of cardiorespiratory fitness and other precursor on cardiovascular disease and all-cause mortality in men and women. JAMA, July, 276 (3): 205-210.

BLAIR, S. N. & MORRIS, J.N. (2009). Health Hearts – and Universal Benefits of Being Physically Active: Physical Activity and Health. Ann Epidemiol. 19:253-256.

BOUCHARD, C., BLAIR, S N. & HASKELL, L.H. (2007). Physical Activity and Health. Human Kinetics.

FITZGERALD, S.J., BARLOW, C.E., KAMPERT, J., MORROW, J.R, JACKSON, A.W. & BLAIR, S.N. (2004). Muscular fitness and all-cause mortality: A prospective observations. Journal of Physical Activity and Health. 6:452-457.

LEE, I-MIN, HSIEH, C. & PAFFENBARGER, R.S.(1995). Exercise Intensity and Longevity in Men. The Harvard Alumni Health Study. JAMA, April, 273 (15): 1179-1184.

PHYSICAL ACTIVITY GUIDELINES FOR AMERICANS (2008). U.S. Department of Health and Human Service. www.health.gov/paguidelines.

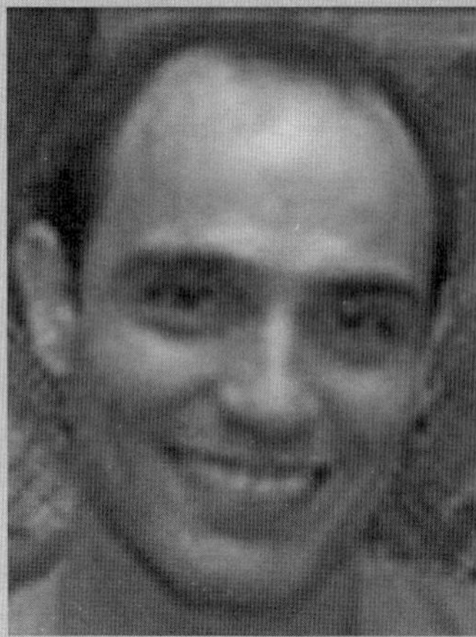

Prof. André Leta

Graduado em Ed. Física pela UFRJ, Prof. do Curso de Fisiologia do Exercício da Universidade Gama Filho – RJ, mestre em 1997 pela Universidade Federal do Rio de Janeiro, Diretor Técnico da Rede Proforma de Academias – RJ.

E-mail: a.leta@proforma.com.br

Anotações

7

Alimentação para uma vida saudável

Para evitarmos transformar nosso hábito num transtorno e comprometer nossa saúde e nossa vida, precisamos entender a informação sobre alimentação e nutrição sob a óptica científica e repensar nossas atitudes e comportamentos alimentares

Prof^a^. Dra. Lísia Kiehl

Muitas vezes, paramos para pensar que poderíamos ter uma vida com mais qualidade se mudássemos radicalmente nosso comportamento no nosso dia a dia. E qual seria esta mudança de comportamento? Deixar de ser sedentário e começar a se exercitar, comer melhor, emagrecer, deixar de beber e/ou fumar, e assim por diante.

Para muitas pessoas, se alimentar melhor implica fazer restrição de muitos alimentos do nosso cardápio diário, pois assim se consegue perder peso mais rapidamente e tudo fica mais fácil. Ledo engano, pois esta é a informação veiculada há muito tempo pela mídia que reforça comportamentos alimentares inadequados, quando não doentios, como os que vemos nos indivíduos que apresentam transtorno alimentar, como, por exemplo, o transtorno do comer compulsivo, de um lado, e a anorexia e a bulimia, do outro.

Para evitarmos transformar nosso hábito num transtorno e comprometer nossa saúde e nossa vida, precisamos entender a informação sobre alimentação e nutrição sob a óptica científica e repensar nossas atitudes e comportamentos alimentares.

Quando falamos em alimentação, precisamos conhecer um pouco sobre alimentos. Todo alimento que comemos é um combinação de nutrientes essenciais para nossa vida, pois atendem uma série de papéis dentro do nosso corpo, dentro de cada uma das nossas bilhões de células. Os nutrientes que compõem os alimentos são constituídos a partir de macro e micronutrientes. O que significa isso? Macronutrientes são os nutrientes que são requeridos em grandes quantidades pelo nosso organismo, ou seja, em gramas por quilo de peso por dia. São eles os carboidratos, os lipídios (óleos e gorduras), as proteínas, as fibras e a água, que não é nutriente, mas é essencial na utilização do nutriente pela célula, e o funcionamento de todos os órgãos, como rins, intestinos e coração, entre outros. Os micronutrientes são aqueles requeridos em pequenas quantidades, às vezes diminuta, e compreendem as vitaminas, os minerais e os oligoelementos.

Cada macronutriente desempenha papel fisiológico muito importante, ou seja, para garantir o funcionamento adequado de todas as funções vitais (respiratória, cardíaca, metabólica, excretora, etc.), seja numa situação de repouso ou numa situação de atividade e/ou exercício físico. Por exemplo: os carboidratos proporcionam energia, assim como os lipídios e as proteínas, matéria construtora, ou seja, blocos construtores responsáveis pela formação de ossos, tecidos, órgãos, hormônios, secreções e assim por diante.

Em relação aos micronutrientes, pode-se dizer que estes são essenciais para que todas as reações químicas que envolvem a metabolização dos carboidratos, lipídios e proteínas que comemos possam ocorrer na sua plenitude, e quando estas não estão disponíveis para aproveitarmos os alimentos que comemos, surgem as manifestações clínicas conhecidas como deficiências ou carências. Por exemplo, a baixa ingestão de alimentos com fonte de ferro de origem animal pode levar a um estágio inicial de deficiência que se não for corrigido irá desencadear a privação total, neste caso conhecido como anemia ferropriva. Isso significa que macros e micronutrientes devem compor em conjunto todas as nossas refeições.

Os alimentos fonte de carboidrato são aqueles que são fonte de amido e de açúcares. Os carboidratos conhecidos como amido compreendem os cereais (arroz, aveia, trigo, etc.) e os tubérculos (batata, cará, inhame, mandioca, mandioquinha) e seus subprodutos, como massa, pães, biscoitos. Já aqueles conhecidos como açúcares compreendem o açúcar refinado ou mascavo, a glicose de milho, o mel, o açúcar encontrado nas frutas (frutose) e o açúcar do leite (lactose).

Os alimentos fonte de lipídios compreendem os óleos comestíveis em geral, como azeite, óleo de soja, milho, canola, girassol, amendoim, etc.; as gorduras como a manteiga e a gordura das carnes e do coco e da palma, além das gorduras processadas, ou seja, o óleo vegetal que é transformado em gordura na forma de pastas, como é o caso das margarinas. Cada lipídio é formado por um conjunto de ácidos graxos. Naqueles de origem vegetal predominam os ácidos graxos poli-insaturados ou insaturados e nas gorduras animas predominam os ácidos graxos saturados. Isso não quer dizer que o alimento vegetal só tenha um tipo de ácido graxo, pois na verdade todo alimento tem uma mistura de ácidos graxos, sendo que um tipo predomina em relação ao outro. Exceção para as gorduras dos peixes de água fria e profunda, que são ricos em ácidos graxos poli-insaturados, como é o caso do Omega-3.

Os alimentos fonte de proteínas compreendem os ovos, as carnes em geral e os leites, que são as proteínas animais, e as proteínas vegetais, que compreendem as sementes oleaginosas (amendoim, soja, nozes, etc.), as leguminosas (feijão, lentilha, grão de bico e ervilha), e os vegetais em geral, que apresentam a menor quantidade de proteína. Cada proteína é formada por um conjunto de aminoácidos, que é a sua unidade construtora. Existem 20 aminoácidos para compor todas as proteínas. Desses 20, nove são essenciais, ou seja, não conseguimos produzir, temos que obtê-los a partir da ingestão de alimentos de origem animal.

Os micronutrientes são encontrados em todos os alimentos. A concentração deste ou daquele é maior num determinado alimento do que em outro. Por exemplo: encontramos o cálcio no leite e nos vegetais, mas o leite é o alimento com maior concentração de cálcio. Além disso, no leite o cálcio é mais biodisponível, ou seja, conseguimos utilizá-lo de maneira mais eficiente do que aquele oriundo dos vegetais. Isso quer dizer que quando se come uma porção de um determinado alimento, por exemplo, de filé, não estamos comendo só proteína, mas também gordura saturada, colesterol, fósforo, ferro, zinco, magnésio, etc. O que é importante não esquecer, é que neste alimento em questão o nutriente que predomina é a proteína, mas outros nutrientes também podem ser encontrados, como minerais e oligoelementos (zinco). Da mesma forma, quando comemos um prato de massa temos a idéia de que aqueles 200g de macarrão são 200g de carboidrato, o que não é verdade, pois algo em torno de 50g deste macarrão é carboidrato. O restante está subdividido entre proteína, lipídio, cálcio, fibras, ferro e assim por diante.

Outro macronutriente importante de ser abordado é a fibra alimentar. Fibra alimentar é todo componente da estrutura do alimento vegetal que não é digerível pelo homem, pois o nosso sistema digestório não tem enzimas para quebrar sua estrutura e obter energia. Somente os animais ruminantes são capazes de digerir as fibras vegetais. Mas por que é importante consumi-las? Para melhorar o trânsito intestinal; para aumentar a excreção de substâncias nocivas, que aderem à sua estrutura e são eliminadas do nosso corpo via fezes; para aumentar a excreção de açúcar e gorduras e melhorar, por consequência, o nível da glicose e colesterol do sangue; para promover saciedade, uma vez que as fibras aumentam o tempo de esvaziamento do alimento do estômago para o intestino, e assim por diante.

Quando visamos a uma alimentação mais saudável, de melhor qualidade, não podemos esquecer que isso implica mudar conceitos, mudar hábitos, atitudes e comportamentos alimentares. Mas para provocarmos mudanças eficazes capazes de serem incorporadas na nossa rotina de vida, temos que entender algumas coisas muito importantes, que envolvem em parte o conhecimento sobre nutrientes. Por exemplo, você engordou bastante nos últimos anos e observou que o seu corpo não responde mais àquelas dietas malucas que você sempre fez, dietas que excluem carboidratos, dietas da sopa, ou o famoso bife com salada. Pior ainda, você faz a dieta e ainda vai para a academia. O que é necessário esclarecer é que antes de pensar em fazer qualquer dieta você deveria se perguntar se você sabe comer. Se você tem dúvidas sobre isso, deveria pensar em buscar a ajuda de um profissional especializado para ajudá-lo nesta tarefa, como um nutricionista. Por quê? Então, vamos às respostas. Se você não consegue emagrecer como emagrecia antigamente, fazendo a famosa dieta do pouco carboidrato e comendo bife com salada, é porque o seu metabolismo está entrando em apuros. Quando você tira o carboidrato de uma refeição, você perde sua principal fonte de energia, energia necessária para aproveitar a proteína do bife que você come, para queimar a gordura e repor a energia que a fibra rouba de você enquanto come a salada com o bife. E aí, neste quadro de déficit, você vai para a academia, achando que vai emagrecer mais rápido. Quando você chega à academia, o seu déficit energético é tão grande que você mal consegue chegar ao final do seu treinamento ou aula, fica com fadiga e leva horas para se recuperar.

Se o seu programa de exercício incluir treino de força ou musculação, você identifica que seu peso não abaixa e que parte da gordura corporal está igual ou pior. Por que isso acontece? Por que você tirou o carboidrato, e sem carboidrato você começa a transformar a proteína do seu músculo em carboidrato para gerar energia, ou seja, você usa proteína muscular como carboidrato. Por causa deste processo, que é custoso para o seu organismo, fica cada vez mais difícil para este carboidrato queimar a gordura que você tanto almeja.

Por que seu peso não abaixa? Por que parte da proteína que você come será usada para repor a proteína muscular que você usou como fonte energética, o que implica a manutenção do peso. Alimento construtor é para construir e não para ser usado como alimento energético, o que significa que, se você for comer proteína com salada, terá que incluir carboidrato!

Carboidrato não engorda, o que engorda é comer demais qualquer alimento, não só os que são fonte de carboidrato. O que engorda é a falta de qualidade na hora de escolher o alimento, é trocar uma refeição com salada, arroz, feijão, carne, vegetal cozido ou refogado e fruta por cheese bacon duplo com refrigerante, ou por uma refeição composta de seis fatias de pizza quatro queijos + refrigerante e brownie com sorvete. Pior quando o cheese bacon e a pizza são mais frequentes do que a refeição saudável.

O que engorda é ficar horas sem comer, o que é entendido pelo seu corpo como restrição e risco, e para não morrer irá transformar o alimento que você comeu em gordura e armazená-la no tecido adiposo, caso precise. O que engorda é dormir pouco, pois não descansar o necessário faz seu corpo requerer mais calorias para se manter funcionando nas horas extras, e aí você come mais.

Então, além de saber comer você deveria repensar o seu hábito de vida e até que ponto ele não está reforçando este padrão de armazenamento de calorias como gordura no tecido adiposo!

Mas para ser saudável você precisa deixar de comer o que

gosta? Claro que não, porque esses modelos de opção podem ser inseridos no seu dia a dia quando você sentir vontade ou desejo de comer. A diferença é o padrão diário da alimentação que você faz.

Se você adotar uma dieta mais saudável, com várias pequenas refeições por dia, alimentos fonte de todos os macronutrientes nas quantidades corretas para a sua idade, sexo e atividade diária, você irá manter o seu metabolismo trabalhando a maior parte do tempo, o que implica manter o fornecimento de energia para ele continuar queimando o combustível.

É como se você fosse um carro e o alimento o seu combustível, ou seja, você enche o tanque proporcionalmente à distância que irá percorrer, lembrando que a distância são suas tarefas diárias e o seu exercício físico. E se você treina demais, o cheese bacon será queimado como o combustível do carro, ao contrário de quando você volta para casa depois de comê-lo e deita na frente do sofá! Mesmo se você não treina, mas é ativo fisicamente, ou seja, grande parte de sua rotina faz a pé, caminha diariamente, já ajudou o seu metabolismo a queimar a gordura excedente.

Outro aspecto muito importante para melhorar sua qualidade de vida por meio da alimentação é ter bom senso para fazer as melhores escolhas sem deixar de ter prazer em comer. Poder comer o hambúrguer, tendo a opção de comer um hambúrguer com uma carne magra, maionese light, com uma salada fresca e com um suco no lugar do refrigerante, como também pode comer o cheese bacon que tanto gosta.

O que vale é o bom senso de não reproduzir este padrão com frequência muito grande. Da mesma forma, você não deve restringir totalmente o hambúrguer, se ele lhe dá prazer. Pois a restrição extrema pode não só desencadear um hábito alimentar ruim associado às doenças crônicas, como também pode desencadear um comportamento alimentar nocivo, que pode evoluir para um transtorno alimentar.

Lembre-se de que o alimento pode ser o seu maior aliado, desde que você saiba escolher o aliado que irá fortalecê-lo! O alimento pode ser uma fonte de prazer, desde que ele seja parte de um bem-estar maior, que é o seu estado de felicidade. E essa busca eterna do bem-estar é estar em equilíbrio com o seu corpo, a sua mente e o seu estado de espírito, por meio da alimentação.

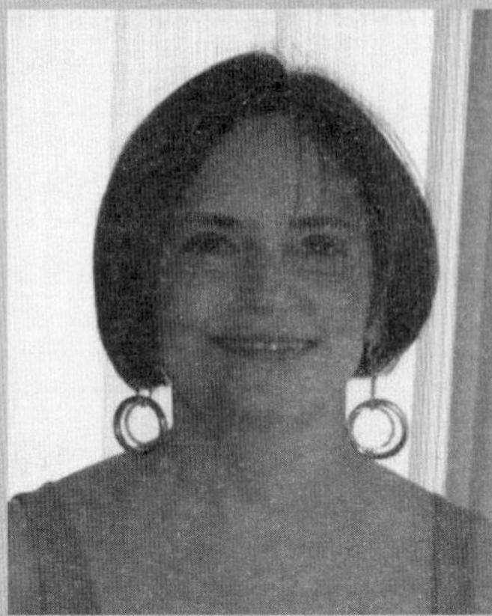

Profª. Dra. Lísia Kiehl

Graduação em Nutrição PUCCAMP - 1988
Especialização em Nutrição em Hospital Geral pelo ICHCFMUSP - 1993
Doutorado em Ciências pela FMUSP - 2007
Coordenadora do Curso de Pós-Graduação em Nutrição Esportiva Rede Desportiva de Ensino Docente dos cursos de Pós Graduação da FEFISA, RACINE E GAMA FILHO
Membro do Corpo Editorial da Revista Nutrição Racine
Revisora da Revista Nutrire SBAN
Nutricionista da equipe Brasileira de Rugby; da equipe de Judô Douglas Vieira; da Equipe Força Dinâmica, entre outras.
Atendimento e assessoria em nutrição clínica e nutrição esportiva - LKiehl

E-mail: lilik2110@gmail.com

Anotações

8

A inatividade física e as implicações na saúde: complicadores do excesso de peso e diabetes

Os hábitos de vida, em especial alimentação pouco saudável e o baixo envolvimento em programas de atividade física promovem sérios agravos na saúde da pessoa e, muitas vezes, mudanças na dinâmica familiar, nas suas relações sociais e de trabalho.

Prof. Dr. Aylton Figueira

A preocupação que o sedentarismo ou baixo nível de atividade física promove na população se associa às principais causas de morte no Brasil e no mundo. As doenças crônicas não transmissíveis, como o diabetes, hipertensão, câncer, osteoporose, excesso de peso e obesidade, acidente vascular encefálico, dentre outras, são muito mais dependentes do estilo de vida do que da genética das pessoas.

Embora muito se discuta, a atual evidência científica demonstra que o sedentarismo ou o estilo de vida insuficientemente ativo são os principais fatores desencadeadores das doenças crônicas. Infelizmente, as doenças crônicas são silenciosas, aos poucos comprometem a condição de saúde das pessoas e são fatores de alto grau de debilidade física e emocional.

Estudos mostram que as doenças crônicas podem ser controladas e que um indivíduo diabético ou hipertenso nunca deixará de ser classificado como portador de diabetes ou hipertensão. Ou seja, as doenças crônicas muitas vezes, depois que se manifestam, não têm cura, mas sim controle e prevenção. Nesse contexto, devemos efetivamente promover hábitos saudáveis, tendo no estilo de vida saudável o principal fator modulador da saúde.

Por que muitas pessoas são sedentárias?

O movimento corporal é uma das principais características da espécie humana. As conquistas territoriais, a forma de plantio, o deslocamento para a caça e a pesca e outras atividades laborais e de lazer estão associados à capacidade de mover-se.

O movimento corporal tem sofrido mudanças ao longo das últimas décadas, em especial a partir do processo de industrialização, não somente na quantidade, mas na forma como é realizado, tendo diferentes significados em cada grupo social. De acordo com DE VRIES e GOUDSBLOM (2002), a evolução tecnológica só foi possível em função da organização da sociedade, com a troca de informações, de novos processos de controle dos indivíduos e dos grupos sociais.

Nesse sentido, a tecnologia, organização social e os aspectos civilizatórios estão fortemente ligados, o que é conhecido como a tríade de controle do comportamento humano, que representa os processos extra-humanos, inter-humanos e intra-humanos, respectivamente. Portanto, entender as mudanças promovidas nesta tríade é olhar para o processo a que cada grupo está submetido. Assim, o movimento humano é parte do processo civilizatório e tem importância em todas as sociedades, com efeito, similar nos indivíduos, mas com significados diferentes.

Os países desenvolvidos observaram o fenômeno e o impacto da industrialização antes dos países em vias de desenvolvimento, experimentando os efeitos desse processo e avaliando o impacto que trouxeram na sociedade, na economia e na saúde.

O impacto que as novas dinâmicas sociais e econômicas trouxeram no tipo de trabalho, na característica da moradia, na forma de deslocamento e no transporte diário é importante para entender o nível de atividade física e hábitos alimentares.

Considerando que o movimento corporal pode ser explicado pelas suas diferentes formas de manifestação no jogo, no esporte, na dança, nas lutas e nas atividades cotidianas, é atualmente traduzido como atividade física.

A complexidade que envolve o conceito de atividade física é definida por CASPERSER et al (1985) como "qualquer movimento corporal produzido pela contração dos músculos esqueléticos, que resulte no aumento do gasto calórico acima dos níveis de repouso".

Nesse contexto, todas as formas de movimento humano passaram a ter importância na contribuição do gasto calórico diário total, considerando as atividades realizadas no trabalho, no lazer, no deslocamento e nas tarefas do dia a dia, ampliando a forma de análise em relação ao movimento humano e a complexidade que envolve.

A análise da atividade física diante dos indicadores pessoais e ambientais passou a ter importância em uma análise mais profunda.

Dentre os fatores pessoais, destacam-se:

Relações entre os membros da família, Estrutura familiar, Conhecimento sobre a importância de uma vida ativa, Percepção corporal de autoimagem, Autoestima e autoeficácia, Tipo de trabalho, Percepção do tempo livre, Relações sociais com amigos.

Os fatores ambientais são:

Local de moradia, Tipo de moradia, com ou sem quintal e áreas de lazer, Proximidade com a academia, centro esportivo, Local de trabalho, Áreas que permitem o lazer ativo, como praças, calçadas, Clima e aspectos geográficos, Ruas, calçadas e espaço livre. Número de habitantes

A intersecção desses fatores, permeada pelas experiências positivas ao longo da vida em relação ao movimento humano, muito explicam a diferença do nível de atividade entre indivíduos e grupos populacionais, necessitando estender aos aspectos bioculturais que os envolvem.

Como o movimento humano, hábitos alimentares e o gasto calórico estão fortemente associados, a redução no dispêndio energético em atividades cotidianas contribuiu para o aumento da prevalência de doenças não transmissíveis. Em especial o excesso de peso, obesidade e diabetes do tipo 2.

Segundo o RELATÓRIO DO BANCO MUNDIAL (2005), há um grande número de pessoas com nível de atividade física diária abaixo do recomendado, o que é fator determinante para as doenças relacionadas à condição de vida "hipocinética". Essa redução no nível de atividade espontânea e/ou orientada e da aptidão física de adultos e adolescentes foi observada em áreas metropolitanas e em áreas interioranas.

O quadro encontrado no Brasil diagnosticado pelo MINISTÉRIO DA SAÚDE (2007) em 46 cidades de todos os estados brasileiros mostra a necessidade de uma ação rápida dos profissionais da saúde.

O que os dados nacionais demonstram é que os casos de Excesso de peso e obesidade apresentam maiores valores em pessoas mais velhas e em todas as classes sociais, indistintamente; a Hipertensão e o diabetes aumentam com a idade e podem ser menores em pessoas que tenham mais conhecimento sobre esses fatores de risco para a saúde.

Por outro lado, a prática de atividade física é um fator de modulação do comportamento e deve ser incentivada pelos programas de wellness e saúde. Os hábitos de vida, em especial alimentação pouco saudável e o baixo envolvimento em programas de atividade física, promovem sérios agravos na saúde da pessoa e, muitas vezes, mudanças na dinâmica familiar, nas suas relações sociais e de trabalho.

Estima-se que no Brasil 66% de todo o gasto com a saúde esteja direta ou indiretamente associado ao tratamento das doenças crônicas não transmissíveis. Em estudo recente, AZAMBUJA et al (2008) mostrou que somente para doenças cardiovasculares o custo é de R$ 3.514,00 por paciente a partir de 35 anos de idade.

Partindo do pressuposto de que é necessário aumentar a prática de atividades físicas das pessoas em todas as idades, frisamos a importância do comportamento do indivíduo na redução do risco de comprometimentos à saúde, sendo a atividade física diária e a nutrição fatores fundamentais.

Em 2007, o American College of Sports Medicine apresentou a Recomendação para a Atividade Física e Orientações Nutricionais para o estilo de vida saudável. O que se encontra é que todos os indivíduos deveriam se envolver regularmente em atividades físicas para promover a saúde, bem-estar psicológico e manutenção do peso corporal saudável.

Reduzir doenças crônicas em adultos está associado à prática de pelo menos 30 minutos de atividade física em intensidade moderada, acima dos níveis já realizados em casa e no trabalho, na maioria dos dias da semana. Para auxiliar o controle do peso e prevenir o aumento gradual pouco saudável na adultez, é necessário que se façam pelo menos 60 minutos de atividade física moderado-vigorosa na maioria dos dias da semana, sem exceder os valores recomendados para a ingestão alimentar. Para perder peso na idade adulta é necessário realizar entre 60-90 minutos de atividade física em intensidade vigorosa sem exceder a recomendação nutricional. Nesse sentido, o controle do peso corporal é uma importante estratégia para melhorar as respostas metabólicas da glicose e das gorduras.

É importante salientar que dentre as alterações metabólicas o diabetes apresenta um quadro preocupante em termos de saúde pública. Dados recentes apontam que 44% das mortes prematuras se relacionam com os efeitos complicadores do diabetes (OLIVEIRA, et al, 2010). O diabetes mellitus (DM) do tipo 2 é uma doença crônica não transmissível que se relaciona com o aumento da glicemia sanguínea, promovendo alterações metabólicas, cardiovasculares e renais e afetando ao redor de 95% dos casos.

O aumento do peso corporal e da circunferência abdominal é importante indicador da possibilidade do desenvolvimento do DM tipo 2. A prática regular de atividades físicas aeróbicas, realizadas em intensidade leve-moderada na maioria dos dias da semana, preferencialmente todos, é altamente recomendada.

A duração das atividades aeróbicas deve ser de pelo menos 30 minutos, com potenciais benefícios em função da maior duração. Adicionalmente, os exercícios com pesos apresentam grande contribuição, se realizados por três sessões semanais com cargas que variam de 40% a 60% da contração voluntária máxima para todos os grupos musculares.

Os principais mecanismos associados são o aumento da sensibilidade dos receptores celulares insulina-glicose no músculo e redução da sensibilidade de glicose no adipócito.

Portanto, é importante entender a necessidade de informar, estimular e democratizar a prática de atividades no tempo livre e de lazer das pessoas, em especial nas academias e nos parques das nossas cidades. Buscar nos gestores de saúde a conscientização de políticas para o estilo de vida ativo e bem-estar em todas as idades e grupos sociais precisa estar presente na escola e na família.

REFERÊNCIAS BIBLIOGRÁFICAS

ARSA,G., et al. Diabetes Mellitus tipo 2: Aspectos fisiológicos, genéticos e formas de exercício físico para seu controle. Revista Brasileira de Cieantropometria e Desempenho Humano, 11(1):92-111,2009.

AZAMBUJA,I.R.; FOPPA,M.; MARANHAO,M.F.C. e ACHUNTT,A.C. Economic Burden of Severe Cardiovascular Disease in Brazil: an Estimate based on Secondary Data. Arq. Bras Cardiol, 91(3): 148-155, 2008.

BANCO MUNDIAL – RELATÓRIO. Enfrentando o desafio das doenças não transmissíveis no Brasil. Brasília, 2005.

HAYMAN L.L., MEININGER J.C., DANIELS S.R., MCCRINDLE B.W., HELDEN L., ROSS J., DENNISON B.A., STEINBERGER J., WILLIAMS C.L. Primary Prevention of Cardiovascular Disease in Nursing Practice: Focus on Children and Youth A Scientific Statement From the American Heart Association Committee on Atherosclerosis, Hypertension, and Obesity in Youth of the Council on Cardiovascular Disease in the Young, Council on Cardiovascular Nursing, Council on Epidemiology and Prevention, and Council on Nutrition, Physical Activity, and Metabolism. Circulation 2007;116;344-357.

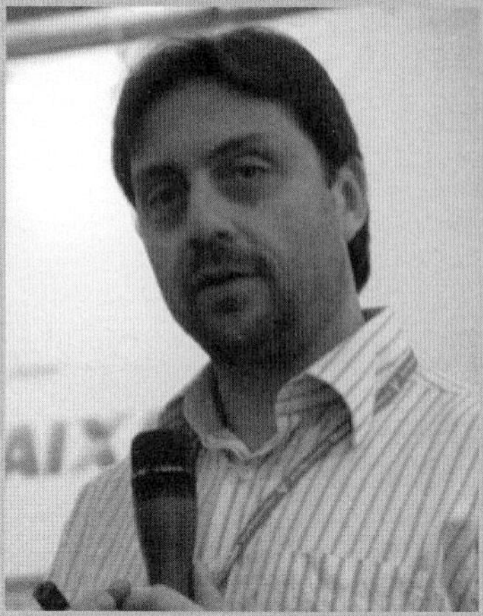

Prof. Dr. Aylton Figueira

Bacharel e Licenciado em Educação Física. Pós-Graduado em Fisiologia do Exercício pelo Instituto de Medicina Esportiva – Cuba. Mestre e Doutor em Adaptação Humana, Atividade Física e Saúde pela Unicamp. Docente do Curso de Mestrado e Doutorado em Educação Física da Universidade São Judas Tadeu, em São Paulo. Coordenador do Grupo de Estudos em Atividade Física e Promoção da Saúde (Geaf). Diretor Científico da Lifeconsult – Assessoria em Promoção da Saúde. Palestrante nos cursos da Fitness Brasil e autor de trabalhos científicos apresentados e publicados no Brasil e no Exterior.

E-mail: prof.ayltonfigueira@usjt.br

Anotações

9

Sono e qualidade de vida

O estresse é considerado a causa número um de dificuldades passageiras do sono. É muito comum a apresentação de dificuldades para dormir quando a pessoa está passando por dificuldades na escola ou no trabalho, tem problemas no casamento ou em outro relacionamento pessoal, ou quando há alguém seriamente doente na família

Prof. Dr. Newton Nunes

Uma noite curta de sono, tão comum nos dias de hoje devido a uma série de fatores -- televisão, computador, compromissos sociais, trabalho, noitadas, entre outros -- acarreta problemas visíveis no corpo humano.

Dormir pouco pode até aumentar o peso das pessoas. A falta de descanso diminui o metabolismo, resultando nos famosos "pneuzinhos", - pesadelo da maioria das mulheres. Ou seja, perder o tempo de sono resulta no ganho de peso.

Quando dormimos, o organismo libera a leptina, hormônio que informa ao cérebro que não precisamos nos alimentar, que estamos sem fome. Sendo assim, tendemos a comer mais se não dormirmos bem.

O rosto é um dos principais indicadores de uma noite mal dormida. Uma das consequências de uma noite em claro são as linhas de expressão da face mais acentuadas, já que quem não relaxa durante a noite movimenta mais o rosto.

O sono adequado ajuda o corpo a se recuperar de doenças e ferimentos. Distúrbios do sono podem ser significativa barreira para a recuperação, podendo até exacerbar a doença primária.

Os benefícios emocionais e mentais do sono são também significativos. As pessoas com insônia crônica eram mais propensas a desenvolver vários tipos de problemas psiquiátricos e tinham maiores probabilidades de precisar de serviços de saúde que as pessoas com sono normal.

Dormir bem é sinônimo de vários benefícios ao nosso corpo. Um exemplo é que quando estamos de bem com nossa cama e travesseiro, o corpo não acumula cortisol - hormônio liberado em situações de estresse e irritação. Em contrapartida, produz o hormônio do crescimento em maior quantidade.

A necessidade de sono varia. Em geral, adultos saudáveis necessitam em média de sete a nove horas de sono por noite. Há quem se sinta novo em folha depois de dormir cinco ou seis horas. Existem pessoas, por outro lado, que não conseguem trabalhar se não dormirem pelo menos 10 horas seguidas. E, ao contrário do que geralmente se pensa, a necessidade de sono não diminui com a idade. O que acontece é que a capacidade de dormir bem pode diminuir.

Quanto tempo de sono você realmente precisa?

Se você tem dificuldade em permanecer alerta durante situações monótonas ou maçantes, provavelmente não está desfrutando de tempo suficiente de sono de boa qualidade. Outros sinais são a tendência a se irritar muito facilmente como colegas de trabalho, familiares e amigos, e dificuldade em se concentrar ou lembrar fatos.

O sono REM é quando você sonha, e é caracterizado por um

alto nível de atividade. O batimento cardíaco, a pressão sanguínea e a respiração são semelhantes ao que você experimenta quando não está dormindo. Além disso, acredita-se que as lembranças são consolidadas durante este estágio do sono.

Nos estágios mais profundos do sono não REM, os batimentos cardíacos e a frequência respiratória diminuem e a pressão sanguínea se reduz. Esses estágios do sono são os que restauram a capacidade física do corpo.

O estresse é considerado por muitos especialistas como a causa número um de dificuldades passageiras do sono. É muito comum a apresentação de dificuldades para dormir quando a pessoa está passando por dificuldades na escola ou no trabalho, quando tem um problema no casamento ou em outro relacionamento pessoal, ou quando há alguém seriamente doente na família, por exemplo. Normalmente, quando o problema desaparece ou diminui, o sono retorna.

Você pode estar fazendo coisas durante o dia ou à noite que prejudicam sua capacidade de dormir bem. Por exemplo: tomar bebidas alcoólicas ou que contenham cafeína no fim da tarde ou à noite; praticar exercícios físicos antes de deitar; não ter uma hora certa para deitar ou despertar; e trabalhar ou realizar atividades que exijam muito do cérebro bem antes de deitar, ou até na própria cama.

Um grande número de problemas físicos pode interferir na habilidade de pegar no sono e dormir bem. Por exemplo, a artrite e outras condições que causam dor ou desconforto podem tornar difícil um bom sono. O mesmo acontece com distúrbios respiratórios como asma ou apnéia (na qual o ar é obstruído repetidamente ao longo da noite).

Variações hormonais, inclusive aquelas causadas por tensão pré-menstrual (TPM) ou menopausa, podem perturbar o descanso noturno. Da mesma forma, a gravidez especialmente durante o terceiro trimestre pode tornar mais difícil o sono.

Algumas sugestões são válidas para todos:

• Evite cafeína, nicotina e álcool no fim da tarde e à noite. A cafeína e a nicotina podem retardar seu sono, e o álcool pode interromper seu sono no meio da noite.

• Pratique exercícios regularmente, mas pelo menos três horas antes de deitar. Caso contrário, seu corpo não vai ter tempo suficiente para relaxar.

• Se você tem dificuldade para pegar no sono à noite, não cochile durante o dia.

• Estabeleça uma rotina regular e relaxante para a hora de deitar. Isso vai permitir sinalizar ao seu cérebro que é hora de dormir. Em geral, tente reservar de sete a oito horas de sono, e siga a rotina da forma mais constante possível. Mesmo nos finais de semana.

- Sua cama não deve ser usada para nada que não seja sono ou sexo. A cama deve estar associada com o ato de dormir.
- Se você não conseguir pegar no sono em 30 minutos, não fique virando na cama. Levante e encontre alguma atividade relaxante, como ouvir música suave ou ler um bom livro até sentir sono. Lembre-se: tente limpar a mente, não use esse tempo para tentar solucionar seus problemas.

Enfim, pratique as recomendações que acabamos de citar e aproveite todos os benefícios de uma noite bem dormida para a melhora da sua qualidade de vida.

REFERÊNCIA

www.sono.org.br

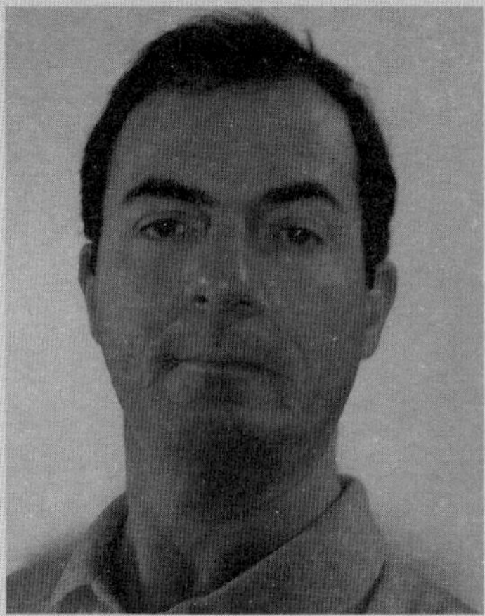

Prof. Dr. Newton Nunes

Formado em Educação Física pela USP em 1992. Professor do Instituto do Coração de SP desde 1994. Especialização em Reabilitação Cardiovascular pelo InCor 1993 a 1994. Mestrado na USP em 2000. Doutorado na USP em 2005.

E-mail: nnunesusp@hotmail.com

Anotações

10

Excesso de peso e obesidade

Entendendo suas causas, os equívocos na avaliação e o papel do exercício no emagrecimento

O homem primitivo não poderia se furtar a percorrer quilômetros, diariamente para obter alimento, mas certamente não veria muita lógica num treino em esteira ou numa bike que, em última instância, gastaria energia para não sair do mesmo lugar!

Dr. Fernando Torres

Em adultos, o estado nutricional pode ser avaliado pelo Índice de Massa Corporal (IMC), que representa a relação entre o peso corporal (kg) e a estatura (m) ao quadrado (peso ÷ estatura^2). Com este índice, são determinadas as condições de **déficit de peso** (IMC < 18,5 kg/m^2), **excesso de peso** (≥ 25 kg/m^2) e **obesidade** (≥ 30 kg/m^2) (WHO, 2004). Observe-se que o excesso de peso inclui tanto a faixa de IMC entre 25 e 29,9 kg/m^2, denominada **sobrepeso**, como também o grupo de obesos. Embora este índice possibilite erros óbvios de interpretação, como classificar um fisiculturista, com massa muscular muito avantajada, como sendo "obeso", sua utilização tem sido amplamente aceita em estudos populacionais, pois estes eventuais casos não são significativos, dentro da grande amostra analisada, para invalidar as conclusões obtidas.

Dados recentes, divulgados pelo Instituto Brasileiro de Geografia e Estatística (IBGE), em agosto de 2010, mostram que, no Brasil, cerca de metade das pessoas com 20 ou mais anos de idade apresentam excesso de peso: 50,1% dos homens (sendo 12,4% obesos) e 48% das mulheres (16,9% obesas). Comparando-se com inquérito feito em 1974-75, a prevalência de excesso de peso quase triplicou no sexo masculino (de 18,5% para 50,1%) e aumentou em cerca de duas vezes no sexo feminino (de 28,7% para 48,0%). Nesse período, a taxa de obesidade subiu mais de quatro vezes para homens (de 2,8% para 12,4%) e mais do que dobrou nas mulheres (de 8,0% para 16,9%).

Os números são incontestáveis: apesar de o nível de informação e conscientização das pessoas estar crescendo, a respeito dos efeitos deletérios do excesso de gordura corporal, os índices de sobrepeso e obesidade continuam aumentando.

Muitos tendem a culpar especialmente a genética por isso, mas pesquisadores, como o Dr. Claude Bouchard, um dos maiores investigadores deste tema, lembram que "a obesidade dobrou no século XX, mas as frequências dos genes não mudaram significativamente", durante todo esse período. Isso mostra que as características genéticas permaneceram constantes, não podendo explicar este vertiginoso aumento ponderal na população brasileira e mundial. Uma hipótese defendida para justificar este fenômeno coloca que, na sua evolução, o organismo humano sofreu progressivas adaptações que visavam, em última instância, a sobrevivência. Desde as eras mais primitivas, as sucessivas gerações foram sendo moldadas para enfrentar a escassez e a dificuldade de obtenção de alimentos. Na caça, mesmo quando tinham sucesso, nossos primitivos antepassados precisavam lidar com a inviabilidade de conservação da carne animal, necessitando consumi-la imediatamente e em boa quantidade. Ao mesmo tempo, precisavam ser eficientes no armazenamento desta energia, na forma de gordura, para suportar os possíveis, e nem sempre raros, períodos de escassez. Outra característica importante era a atividade física frequente, seja para sua simples locomoção, para a caça, procura e coleta de frutas e alimentos, e até luta ou fuga de predadores.

A sociedade atual é o resultado da seleção natural desses antepassados. Somos uma espécie que produziu descendentes daqueles melhor preparados para situações desse tipo. Por isso, fica fácil entender a facilidade com que engordamos.

Estamos muito preparados para circunstâncias totalmente opostas às que existem hoje, marcadas pela grande oferta de alimentos e calorias, além de hábitos físicos tendendo ao sedentarismo, por causa das facilidades tecnológicas (escadas rolantes, elevadores, carros, controles remotos etc.). Some-se a isso nosso instinto de preservação de energia que, em eras passadas, fazia muita diferença na maior probabilidade de sobrevivência das pessoas. Isso também explica a resistência que muitos têm, hoje, à prática de exercícios, com o organismo (e a mente) reagindo a um aparente desperdício energético.

O homem primitivo não poderia se furtar a percorrer quilômetros, diariamente, para obter alimento, mas certamente não veria muita lógica num treino em esteira ou numa bike que, em última instância, gastaria energia para não sair do mesmo lugar!

Chega-se à conclusão de que a prática de exercícios, aliada a uma alimentação equilibrada, deve ser fruto de um trabalho de conscientização e que, apesar de não sermos os melhores exemplares para aceitá-las sem nenhuma objeção, deveríamos adotá-las visando condições físicas e de saúde mais adequadas, aumentando a expectativa de vida e a qualidade com que se podem executar as atividades do cotidiano. Isso só se consegue com a consciência plena da necessidade de tornar rotineiros estes bons hábitos, não se devendo esperar, no entanto, por uma propensão natural que, infelizmente, o ser humano não tem.

Pelo exposto, se existe uma forte tendência a engordarmos, versões contraditórias e informações desencontradas, sobre como enfrentar o problema, só servem para trazer mais confusão a este tema, levando as pessoas a esperar e, geralmente, seguir orientações que ofereçam resultados com o menor esforço possível. Apesar de tentadoras, elas são utópicas.

Nesse ponto, uma das dificuldades já pode aparecer antes mesmo de se iniciar um programa de treinamento, quando da realização de uma avaliação funcional para diagnóstico das condições físicas do praticante. Nessa bateria, temos a avaliação da composição corporal, com consequente classificação do avaliado, segundo sua estimativa (%) de gordura corporal.

Especialmente no acompanhamento individualizado, os métodos de mensuração mais acessíveis e práticos, para muitos profissionais da área, são os denominados duplamente indiretos, entre os quais o de **medida de dobras cutâneas (DC) e a bioimpedância elétrica (BE).**

O primeiro estima a taxa de gordura corporal por meio de mensurações em dobras cutâneas pré-definidas dentro do protocolo escolhido, feitas com um compasso de dobras (plicômetro ou adipômetro). Os valores obtidos são levados para equações de predição usadas em cada protocolo, que irão fornecer uma estimativa da porcentagem de gordura corporal (% de GC).

Já a BE utiliza as diferenças de oposição à passagem de uma corrente elétrica (impedância) de baixa intensidade, pelo corpo do avaliado. Quanto maior a quantidade de água corporal, pelos eletrólitos nela contidos e que são excelentes condutores, maior a facilidade para a passagem do fluxo elétrico (menor impedância) e vice-versa.

A massa corporal magra (MCM), por ter cerca de 73,8% de água, é boa condutora, tendo, portanto, menor impedância, enquanto a massa gorda, por seu baixo conteúdo de água, apresenta alta impedância. Espera-se, então, que pessoas com grandes quantidades de gordura corporal tenham valores de impedância maior e aqueles com maior massa muscular apresentem impedâncias mais baixas.

Essas medidas são colocadas em equações contidas nos softwares dos equipamentos utilizados e, da mesma forma que nas DC, vão fornecer um valor estimado para a % de GC e, consequentemente, para a MCM.

Entretanto, avaliações consideradas duplamente indiretas, como é o caso dos dois métodos citados, apresentam erros de estimativa maiores que os procedimentos classificados como indiretos, mas que são menos acessíveis, por utilizarem equipamentos caros e de tecnologia sofisticada.

Nestes métodos duplamente indiretos (DC e BE), desde que todos os pré-requisitos e procedimentos necessários tenham sido seguidos, se pode esperar um erro padrão de estimativa (EPE) próximo de ± 3,5% de GC, que é estatisticamente aceitável (Lohman, 1992).

Exemplificando, tomemos um homem sedentário, de 40 anos, avaliado pelo método de DC, com um resultado de 17,5% de GC e EPE de ± 3,5% de GC. Isso significa que, se usarmos o valor obtido ± EPE (17,5 ± 3,5), estatisticamente teremos, aproximadamente, 70% de probabilidade de que este avaliado esteja dentro de uma faixa de estimativa entre **14%** e **21%** de GC (Torres & Silva, 2008). Portanto, os resultados desses métodos não devem ser equivocadamente encarados como definitivos, pontuais ou precisos. O propósito destas técnicas é fornecer não mais do que uma "estimativa" da composição corporal do indivíduo, não sendo uma "ciência exata".

Aceitando-se estes fatos, torna-se mais fácil trabalhar com esses métodos, de modo mais honesto e flexível, evitando-se situações de desconfiança e desconforto entre avaliadores, avaliados e profissionais envolvidos com este último (Torres & Silva, 2008).

Passando para o exercício físico, existem também diversos conceitos equivocados com relação aos seus efeitos no emagrecimento, sendo que podemos eleger alguns deles, com relativa propagação entre praticantes e até profissionais da área:

"Exercício aeróbio de baixa intensidade é sempre melhor para emagrecer, pois queima mais gordura."

Esse conceito se baseia no fato de que, quanto mais intenso o exercício, maior a mobilização de carboidratos (CH) como fonte energética, por ser este um substrato de fornecimento mais rápido de energia. Portanto, aumentos progressivos de intensidade de exercício acabam exigindo mobilização cada vez maior de CH, em detrimento da utilização de gordura (GO), substrato de fornecimento mais lento, que predomina em cargas mais baixas e, em seu maior grau, no repouso. Essa situação de menor queima percentual de GO, em cargas mais altas, é que pode levar a erros de interpretação sobre os efeitos do exercício no emagrecimento, por se concluir, precipitadamente, que treinos aeróbios de baixa intensidade, ao utilizarem proporcionalmente mais GO, seriam os mais indicados para promover emagrecimento.

Na realidade, mais importante do que estabelecer o tipo de substrato que está sendo prioritariamente usado é conseguir promover um gasto calórico o mais alto possível com a sessão de treino, que só será atingido em intensidades maiores de carga (lembrando sempre de respeitar os limites e condições físicas do praticante).

Para haver emagrecimento, é preciso ocorrer um balanço calórico diário negativo (calorias gastas > calorias ingeridas) e isso poderá ser mais facilmente atingido quanto maior a quantidade de calorias queimadas no exercício, independentemente do tipo de substrato mais utilizado (CH ou GO).

Mesmo que venha a ocorrer uma queima significativa de CH, em determinado treino, e caso isso tenha sido suficiente para ocasionar um déficit calórico (balanço negativo), esta "dívida energética" vai ser paga pelo metabolismo de repouso à custa da queima proporcional de

GO, levando ao desejado emagrecimento.
Portanto, é lógico se supor que um treino de 30 minutos, na esteira, numa velocidade de corrida de 8 km/h e com gasto calórico de 240 kcal, tenha maiores possibilidades de ter ajudado o praticante a ter um balanço calórico diário negativo, comparando-se com uma sessão de caminhada a 6 km/h, cuja queima estaria em torno de apenas 90 kcal, no mesmo período de treino.

Apesar de, percentualmente, se esperar que a mobilização de GO tenha sido maior no treino de caminhada, isso passa a ser secundário diante da maior quantidade de calorias gastas na corrida. Aliás, se esta correlação, entre intensidade de carga mais baixa e um percentual maior de GO mobilizada fosse importante para emagrecer, a melhor opção de prescrição seria o "repouso", já que é o mais baixo nível de intensidade possível, tendo, por consequência, a mais alta taxa proporcional de queima de GO.

Entretanto, esse maior percentual de GO é relativo a um gasto calórico baixo, além de representar queima absoluta (em gramas) de GO também pequena, justificando, assim, sua ineficiência.

"O treino resistido ("musculação") promove gasto energético significativo, por conta do aumento da taxa metabólica de repouso (pelo ganho de massa muscular), como também pela importante queima calórica no pós-sessão."

Principalmente para iniciantes na prática de exercícios, a prescrição de um programa de condicionamento físico ideal, envolvendo o "melhor" treino aeróbio e o "melhor" treino resistido possíveis, o gasto calórico proporcionado pela sessão aeróbia tenderá a ser maior que o da musculação convencional. No entanto, este último apresenta algumas características que poderiam, aparentemente, compensar essa menor queima calórica durante sua sessão.

O problema está em determinarmos se essas peculiaridades do treino resistido realmente são significativas a ponto de justificar sua adoção como estratégia única, ou até mesmo em substituição ao treinamento aeróbio.

Uma dessas características está na possibilidade de maior ganho de massa muscular provocado por este treino. Que o aumento dessa massa exige maior dispêndio energético do organismo, para suprir e manter sua atividade metabólica, com consequente aumento da taxa metabólica de repouso (TMR), ninguém discorda.

Entretanto, o músculo tem uma taxa metabólica muito baixa em repouso, apresentando, inclusive, predominância do tônus vasoconstritor na sua rede circulatória (Torres & Silva, 2008).

Estima-se que o ganho de 1 kg de músculo esquelético seja responsável pelo acréscimo diário de apenas 13 kcal de gasto energético na TMR, valor bem pequeno quando comparado com os rins e o coração, que queimam, cada um, 440 kcal/kg, o cérebro com 240 kcal/kg e o fígado com 200 kcal/kg (Ceddia, 2002).

Com exceção de fisiculturistas e especialistas nesse tipo de treino, que podem ter um incremento expressivo de massa muscular total, melhorando um pouco este rendimento de queima diária por esse mecanismo, a grande maioria das pessoas envolvidas em treinos de musculação terá, como resultado, aumentos bem mais discretos, especialmente as mulheres, que têm capacidade ainda menor de hipertrofia muscular. Ganhos de 1 kg a 3 kg de músculo corresponderiam a somente 13-39 kcal adicionais na TMR diária.

A outra característica se refere ao gasto calórico pós-sessão de treino, que, dependendo de sua magnitude, poderia também ser um mecanismo compensador da menor queima calórica relativa, observada na sessão de treino resistido. Realmente, por ter predominância anaeróbia, a musculação promove um déficit de oxigênio durante a sessão (por utilizá-lo pouco na sua execução), maior que o normalmente verificado num treino aeróbio corretamente indicado.

Na recuperação imediata do treino, o "pagamento" desse débito de oxigênio será por meio de maior consumo, nesse período, com permanência da taxa metabólica em níveis aumentados em relação às necessidades do repouso. É o chamado EPOC (excess post-exercise oxygen consumption).

Como a dívida do treino de musculação tende a ser maior, esse consumo adicional também será, originando um gasto energético mais duradouro e mais alto que o do treino aeróbio, de um modo geral, no pós-sessão.

Mais uma vez, é preciso atentar para a quantificação dessa vantagem. Também aqui, intensidades excepcionais, realizadas por uma minoria altamente treinada, sejam fundistas, em seus treinos aeróbios, ou fisiculturistas e outros especialistas em treino resistido, fogem da realidade da imensa maioria das pessoas.

Para estes últimos, os exercícios aeróbios prescritos levariam a um gasto adicional pós-treino em torno de apenas 9-30 kcal (Poehlman, 1989). Por seu lado, estudos têm mostrado que o treino resistido também não proporciona grandes dispêndios energéticos na recuperação, embora tenda a ser maior que o encontrado após o treino aeróbio.

Alguns autores mostraram um aumento da TMR, após o término de um exercício resistido, em aproximadamente 4,2%, o que levaria a um gasto adicional de cerca de 50 kcal (Osterberg & Melby, 2000).

Podemos concluir que, da mesma forma que ocorre com o aumento da massa muscular, o gasto energético pós-sessão também é modesto no sentido de provocar emagrecimento.

Em artigo de revisão, o Colégio Americano de Medicina Esportiva publicou um Posicionamento onde concluiu não haver evidências que comprovem ser o treino resistido efetivo na perda ponderal, com ou sem dieta restritiva (ACSM, 2009).

Há tempos se tem estabelecido, como se pode observar em conclusão dos National Institutes of Health Technology Assesment Conference Panel on Methods for Voluntary Weight Loss (1992), que "a perda de peso que pode ser atingida por um programa de exercícios, isoladamente, é mais limitada do que a obtida pela restrição calórica. No entanto, o exercício apresenta efeitos benéficos independentes da perda de peso [...] e pode ser um complemento importante para outras estratégias."

Com relação aos efeitos dos treinos aeróbio e de musculação, num programa de emagrecimento ambos têm caráter coadjuvante, embora tenham sua importância no processo, com o treino aeróbio sendo mais efetivo que o de musculação.

Entretanto, ao longo do tempo, a somatória de todos estes gastos, aliada ao aumento progressivo da condição física do praticante engajado num programa desse tipo, pode otimizar estes resultados e ajudar, cada vez mais, na perda de peso e sua posterior manutenção.

Resumindo: com a discussão desses assuntos, é fácil mostrar que a ciência do exercício e do treinamento físico, especialmente no tema emagrecimento, é uma das áreas do conhecimento onde vários conceitos ainda são difundidos sem melhor atenção e detalhamento, fazendo com que se tirem, precipitadamente, conclusões simplistas e equivocadas.

Esse imediatismo possibilita o aparecimento de verdadeiros (e, felizmente, ainda poucos) "falsos profetas" do emagrecimento, portadores de mensagens e dicas que, embora geralmente bem apresentadas e, muitas vezes, dotadas de certa lógica e com supostos princípios científicos, não têm embasamento dentro do meio acadêmico e da melhor e mais conceituada pesquisa científica.

Sabe-se que, nos obesos, apenas 5% ou menos dos casos são de origem endógena, ou seja, provenientes de problemas internos, como distúrbios orgânicos de causa genética, metabólica ou neuroendócrina. Os 95% ou mais restantes são considerados exógenos, por terem causas externas (especialmente por excesso de ingestão e baixo gasto calórico) (Lemes, 2004). No entanto, não é raro serem feitas discussões e orientações envolvendo dietas, drogas, horários proibitivos de refeições, estratégias de ativação hormonal e metabólica e outros assuntos menos cotados, que são apresentados como grandes descobertas, mas que, no máximo, têm papel secundário ou até menos do que isso.

Esta situação acaba tirando o foco que a maioria das pessoas que querem emagrecer deveria ter, sobre o desequilíbrio provocado pelos dois principais vilões dos tempos modernos: o excesso de ingestão calórica e o baixo nível de atividade física (e de gasto calórico). É esta a mais importante equação a ser resolvida no momento, cujos procedimentos são bem conhecidos: dieta equilibrada e maior atividade física diária.

Referências Bibliográficas:

WHO – World Health Organization Expert Consultation. "Appropriate body-mass index for Asian populations and its implications for policy and intervention strategies". Lancet. 363:157-63, 2004.

Lohman, T.G. "Advances in body composition assessment". Current issues in exercise science series. Monograph n.3. Champaign, Human Kinetics, 1992

Torres, F.C. & Silva, A.C. "Composição Corporal". In: Cohen, M. Medicina do Esporte. Barueri, Manole, 2008a. p.89-110.

Torres, F.C. & Silva, A.C. "Fisiologia da Atividade Física – Sistema Cardiovascular e Exercício". In: Cohen, M. Medicina do Esporte. Barueri, Manole, 2008b. p.61-77.

Ceddia, R.B. "Composição corporal, taxa metabólica e exercício". Rev. Bras. Fisio Exercício. Rio de Janeiro, 1(1):143-56, 2002.

Poehlman, E.T. "A review: exercise and its influence on resting energy metabolism in man. Med Sci Sports Exerc. 21:515-25, 1989.

Osterberg, K.L. & Melby, C.L. "Effect of acute resistance exercise on post-exercise oxygen consumption and RMR in young women". Int J Sport Nutr Exerc Metab. 10:71-81, 2000.

ACSM – American College of Sports Medicine. "Position Stand: appropriate physical activity intervention strategies for weight loss and prevention of weight regain for adults". Med Sci Sports Exerc. 41(2):459-471, 2009.

Lemes, S.O. "Acompanhamento emocional da obesidade na infância e na adolescência". In: Fisberg, M. Atualização em Obesidade na Infância e na Adolescência. São Paulo, Atheneu, 2004. p.85-96.

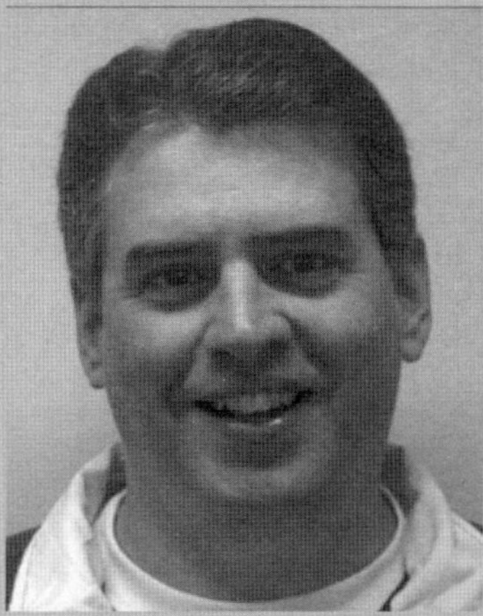

Dr. Fernando Torres

Especialista em Medicina Esportiva pela Associação Médica Brasileira (AMB). Médico esportivo do Departamento de Fisiologia e membro do corpo clínico da Residência de Medicina Esportiva da Universidade Federal de São Paulo (Unifesp). Supervisor Geral de Ensino do Centro de Estudos de Fisiologia do Exercício (Cefe) e Coordenador do Curso de Fisiologia do Exercício e Curso de Treinamento Personalizado do Cefe-Unifesp. Membro coordenador dos Cursos de Ciências do Esporte do Instituto de Ciências em Saúde (ICS) e membro pesquisador do Instituto de Pesquisa em Saúde (Inpes).

E-mail: cefit@terra.com.br

Anotações

11

Retorno à prática esportiva após reabilitação física

A força muscular tem papel importante na prevenção de novas lesões e retorno ao esporte. Dentre as inúmeras maneiras de se quantificar a força muscular, a avaliação isocinética é a forma mais sensível e objetiva de realizá-la, permitindo estabelecer níveis de segurança e atividade recomendada para cada déficit muscular

Prof. Ms. Maurício Garcia

Colocar o corpo em atividade constante significa equilíbrio físico e mental. Mas o exagero na dose de movimentos compromete juntas, articulações, tendões e outras estruturas que unem músculos a ossos e são responsáveis pela flexibilidade e resistência a impactos.

Um esporte popular na década de 80 e que hoje se tornou uma "febre" entre os praticantes, a corrida, não pode ser praticado indistintamente. Correr gera um mecanismo de trepidação ao longo da coluna que acelera a degeneração do disco intervertebral. A hérnia de disco, um dos problemas mais comuns de coluna, é consequência do enfraquecimento do tecido que constitui o próprio disco, que, ao determinar a expulsão do seu núcleo, passa a comprimir a raiz da medula. O resultado é dor intensa, tratada com fisioterapia (ondas curtas, eletroanalgesia e ultrassom) acompanhada de anti-inflamatórios e em algumas vezes, até cirurgia.

A abertura de novas academias não significa necessariamente sinônimo de mais opções para trabalhar o corpo. Algumas visam apenas lucros em detrimento do aluno, e não orientam quanto ao potencial desportivo de cada um. Prometem eliminar excessos de gordura em curtíssimo prazo e apostam tudo em sofisticados equipamentos. O mais importante é a orientação de um profissional competente.

No que diz respeito aos esportes de alta performance, infelizmente é um hábito ter raciocínios a curto prazo, chegando até a dizer-se que o jogo mais importante de toda a carreira de um atleta é o próximo a ser disputado.

Esta afirmação põe em destaque a vulnerabilidade da carreira de um jogador ou de um treinador, para quem o futuro depende, por vezes, de um único resultado positivo ou negativo e ainda quando depende da opinião subjetiva de um dirigente.

O tempo e o hábito levam muitas vezes a aceitar como verdades eternas certas proposições científicas, ou seja, acabou a época da "achologia". O espírito de pesquisa deve tornar-nos vigilantes em relação a estas "coisas" estabelecidas, permitindo-nos contestá-las quando contradizem a lógica.

Deixando um pouco de lado nossos atletas de alta performance, as lesões dos esportistas amadores ou recreativos não escolhem dia nem hora. Nos esportes de contato físico, quase sempre a violência é a causa principal. Nas modalidades individuais, o treinamento em excesso e os movimentos biomecanicamente errados lideram as estatísticas etiológicas. Os terrenos inadequados, o material esportivo não apropriado, a falta de aquecimento e alongamento prévio, a avidez pelas proezas, os treinamentos intensivos, a competição entre crianças e jovens de idade muito diferentes são alguns fatores responsáveis diretos pelo crescente número de lesões nos desportistas.

A prevenção de lesões é e sempre será o melhor caminho. Um bom **exame físico** realizado previamente a entrar num programa de exercícios pode identificar limitações e riscos potenciais de certas práticas. Para aqueles que não fazem parte dos chamados grupos de risco (fumantes, obesos, cardíacos e portadores de doenças orgânicas, como diabetes, ou de acentuados problemas ortopédicos) é necessário apenas um exame médico comum. Do contrário, serão exigidos testes ergométricos, de esforço ou de repouso.

Os testes de avaliação física como flexibilidade, força, resistência muscular, postura etc. é necessário que todos realizem. Existem alguns exames específicos ainda que incluam provas de função pulmonar, testes de potência aeróbia, dosagem de ácido lático (potencial anaeróbio) e avaliação detalhada da dieta, no caso de atletas de alto nível. É bom lembrar que mesmo tudo isso não significa que o esportista está totalmente isento de lesões.

O sedentarismo é responsável pela queda de força, diminuição da coordenação motora e da mobilidade nas articulações, aumento de fadiga, perda do apetite e satisfação sexual, sem contar outros males que crescem lentamente e só são percebidos quando seu corpo é exigido e não consegue desempenhar.

Uma pesquisa dos estudiosos americanos Hettinger e Müller provou que uma sessão semanal de treinamento em sedentários trouxe aumentos consideráveis de força e resistência. Outro estudo, em 1985, com corredores que interromperam o treinamento, constatou que após 12 dias de inatividade a condição cardiovascular desses atletas havia declinado entre 10% e 14% e, passados 84 dias, os resultados de seus testes eram idênticos aos de pessoas que nunca haviam praticado nenhum esporte regularmente.

A regra é não parar nunca, continuar se exercitando, tentando atingir o máximo de desempenho adequado para cada idade. Durante o treino, o corpo libera endorfina, uma espécie de dopping natural, e isso faz com que os praticantes de atividade física que continuam a se exercitar sintam menos o peso da idade.

CAUSAS MAIS FREQUENTES DAS LESÕES

- **Erro nos treinamentos**
- **Falta de aquecimento**
- **Fatores que deixam os músculos predispostos** - Ambiente úmido, friagem e estafa muscular.
- **Variações anatômicas**
- **Calçados inadequados -** Escolher o tênis certo para o esporte

a ser praticado e evitar exercícios de alto impacto.

- **Trauma prévio**
- **Distúrbios hormonais em mulheres** - O excesso de treinamento provoca diminuição dos níveis de estrógeno (hormônio feminino), responsável pela fixação de cálcio nos ossos, causando uma série de lesões ósseas, inclusive a osteoporose.
- **Perfil psicológico** - Os neurônios são microcomputadores e nós só usamos 7% de sua capacidade. É necessário um processo de aprendizagem para captar nossas potencialidades e desenvolvê-las. Isso nos permite vencer aquilo que acreditamos ser uma limitação irremediável. Por isso, é essencial manter uma postura positiva diante da atividade física. Isso é possível porque nossa mente só processa mensagens positivas. "Se eu falo 'não pense na cor amarela', preciso trazer à memória o amarelo para poder descartá-lo. Por outro lado, se eu troco a frase negativa por algo positivo, como 'pense no azul', o amarelo nem virá à memória."

Com esse exemplo, mostra-se que o pensamento positivo leva à ação, o "tentar fazer" gera uma meia ação, e a postura negativa leva à imobilidade. Tudo isso chamamos de Neurolinguística.

Critérios de Retorno à Prática Esportiva

A decisão de liberar um esportista que está se recuperando de uma lesão para retornar às atividades esportivas constitui a etapa final do processo de reabilitação (Andrews, 2000; Batistella, 1999; Garrick, 1983).

Este momento do retorno, como os esportistas imaginam, não acontece abruptamente. Durante o processo de recuperação, o esportista deverá percorrer etapas sucessivas, cumprindo metas preestabelecidas, até alcançar o objetivo final do tratamento.

Na fase inicial do tratamento, a diminuição da atividade física visa controlar a dor, o edema e o processo inflamatório. Em uma segunda etapa, objetiva-se restaurar a função, com o início da recuperação da força e resistência muscular, além do ganho de amplitude de movimento articular (ADM). Por último, através da reeducação do movimento, condicionamento cardiovascular, aprimoramento da força, flexibilidade e coordenação, retorna-se ao esporte.

Durante todo este processo e principalmente na última etapa, além desses critérios, devemos abordar também as condições psicológicas do paciente, como motivação e insegurança, testes funcionais e um programa de manutenção preventiva.

A força muscular tem papel importante na prevenção de novas lesões e retorno ao esporte. Dentre as inúmeras maneiras de se quantificar a força muscular, a avaliação isocinética é a forma mais sensível e objetiva de realizá-la, permitindo estabelecer níveis de segurança e atividade recomendada para cada déficit muscular (Andrews, 2000; Wang, 2000).

Os testes funcionais ajudam a determinar se o padrão de movimento ou gesto esportivo está dentro dos limites da normalidade, sendo pouco padronizados para os membros superiores (Andrews, 2000; Batistella, 1999).

A somatória de todos os recursos, como a dinamometria, avaliação da propriocepção e registro do desempenho nos testes funcionais fornece conhecimento mais seguro e objetivo para reintroduzir com segurança, em seu esporte específico.

O tempo de cicatrização deve ser respeitado. Variáveis quanto à característica da lesão, do tecido e do paciente influenciam nesse tempo.

A cicatrização óssea difere da cicatrização ligamentar, tendinosa e muscular por produzir osso que não pode ser distinguido do tecido não lesado. Diferentemente, a cicatrização dos tecidos moles restaura a integridade estrutural dos tecidos, porém, de composição e funções não originais.

Quanto ao paciente, idade, nutrição, doenças associadas e características genéticas influenciam no tempo e na forma de cicatrização.

A variação quanto aos inúmeros locais anatômicos de lesão, tipos de tratamento, cruentos ou incruentos, técnicas operatórias, entre outros fatores, individualizam a decisão de retorno à prática esportiva quanto à cicatrização tecidual.

Avaliaçao Clínica

A ausência de dor é o principal dado clínico que permite a progressão do processo de reabilitação e finalmente o retorno à prática esportiva, sendo um critério subjetivo, individual e de propriedade de cada praticante. Sua ausência durante os exercícios e provas funcionais é um dos critérios de retorno ao esporte (Lentell, 1995). Associado a esse critério a ausência de edema persistente, derrames articulares, hiperemias cutâneas, aumento de temperatura local e crepitações, nas fases finais da reabilitação, conferem objetividade na decisão de retornar ao esporte.

Mensuração da Amplitude de Movimento Articular (ADM)

Os movimentos realizados pelos diversos segmentos corporais ocorrem em consequência da ação muscular ou forças externas. Os ossos que compõem esses segmentos são interconectados pelas articulações. O tipo de articulação, assim como a integridade e flexibilidade dos tecidos moles (músculos, fáscias, vasos, nervos) que passam por essa articulação vão ser de fundamental importância na realização do movimento.

A capacidade total de um segmento em realizar movimentos como flexão, extensão, adução, abdução e rotação é denominada Amplitude de Movimento Articular (Kisner, 1992).

A mensuração da ADM tem se mostrado de essencial importância em todo o processo de planejamento fisioterapêutico. A avaliação inicial e as avaliações durante e ao final do tratamento nos possibilita fazer comparações, comunicar os resultados a outros profissionais envolvidos com o paciente, e principalmente nos dará condições de avaliar se o tratamento proposto foi eficaz (Andrews, 2000; Marques, 1997).

Testes Funcionais

Os testes funcionais formam um critério importante para o retorno do paciente ao esporte durante a reabilitação. Esses testes são reproduções de movimentos esportivos e realizados na fase final da reabilitação, devendo ser realizados somente na ausência de dor ou edema. Andrews et al ainda mencionam que para a realização dos testes funcionais o esportista necessita de amplitude de movimento, força e propriocepção adequadas (Andrews, 2000).

Andrews et al descrevem alguns testes funcionais para membros inferiores, dentre eles: trote, corrida, saltos bipodálicos e unipodálicos, pedalagem para trás, corrida em oito, corrida em rodeios, corrida em ziguezague e pliometria (Andrews, 2000).

Conclusão

Há poucos estudos sobre os critérios de retorno ao esporte. Os parâmetros objetivos e subjetivos, descritos nesse artigo auxiliam os profissionais que estão envolvidos no processo de reabilitação para que possam minimizar o tempo de afastamento e reintegrar o praticante de uma modalidade esportiva, com o mínimo de risco de uma nova lesão.

Sugere-se maior aprofundamento nos estudos destes critérios, visando à normatização de um protocolo sequencial, onde o esportista deverá atingir pontuação pré-estabelecida de progressão nos estágios de reabilitação subsequentes e retorno gradual ao esporte.

BIBLIOGRAFIA:

1. Andrews J. R., Wilk K. E., Harrelson G. L. Reabilitação Física das Lesões Desportivas. 2ª Ed. Guanabara Koogan S.A., 2000, Rio de Janeiro – RJ.

2. Battistella L R, Shinzato G T. Retorno à Atividade Física Pós-Tratamento do Aparelho Locomotor. In: O Exercício. São Paulo: editora Atheneu, 1999;p. 295-304.

3. Garrick J G. Determinants of return to Athletic Activity. Orthopedic Clinics of North America 1983; 14 (2): 317-321.

4. Kisner, C, and Colby, L.A. Exercícios terapêuticos: fundamentos e técnicas. 2ª ed. São Paulo: Manole, 1992.

5. Lephart, S. M.; Fu, F. H. Proprioception and Neuromuscular Control in Joint Stability, Primeira Edição, Human Kinetics, Estados Unidos da América, 2000.

6. Lentell G., et al. The Contributions of Proprioceptive Deficitis, Muscle Function, and Anatomic Laxity to Functional Instability of the Ankle. JOSPT 1995; 21(4):206-215.

7. Marques, A.P. Manual de goniometria. São Paulo: Manole, 1997.

8. Wang H. K., Macfarlane A., Cochrane T. Isokinetic Performance and Shoulder Mibility in Elite Volleyball Athletes from United Kingdom. Br. J. Sp. Med. 2000; 34:39-43.

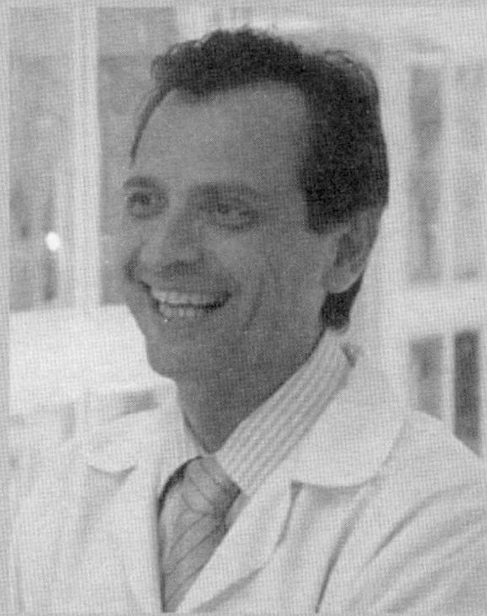

Prof. Ms. Maurício Garcia

Fisioterapeuta Crefito 3/8090 – F. Mestre Profissional em Ciências Aplicadas ao Aparelho Locomotor, pelo Departamento de Ortopedia da Unifesp – Universidade Federal de São Paulo – EPM. Fisioterapeuta Coordenador e Gestor do Instituto Cohen de Ortopedia, Reabilitação e Medicina do Esporte. Fisioterapeuta Coordenador do C.E.T.E. – Centro de Traumatologia do Esporte – EPM – Unifesp.

E-mail: mgarciafisio@uol.com.br

Anotações

12

Pressão arterial e exercício físico

A prática regular da atividade física promove melhora do controle da pressão arterial, de forma que indivíduos praticantes de exercício físico têm 30% menos chance de desenvolver hipertensão arterial quando comparados com indivíduos sedentários. Este efeito é evidente em indivíduos que praticam atividades mais intensas. Indivíduos propensos a desenvolver hipertensão arterial, como filhos de hipertensos, obesos e normotensos hiperreativos, entre outros, devem ser estimulados a praticar atividades físicas regularmente.

Prof. Fernando Lobo

O exercício físico regular tem sido recomendado para a prevenção e o tratamento de doenças cardiovasculares. Para indivíduos hipertensos, tem sido recomendada a execução do treinamento aeróbio, complementado pelo treinamento resistido (exercícios localizados, musculação ou de força) de baixa intensidade. Por isso, é importante para o profissional da educação física e da saúde que lida com o hipertensos entender as diferenças existentes entre estes dois tipos de exercício, os benefícios dessa prática e a maneira correta de avaliar o paciente para o exercício e prescrevê-lo. Neste artigo serão abordados os efeitos da redução da Pressão Arterial (PA) pelo exercício físico. Espero dar uma visão bastante ampla dos benefícios do exercício para o hipertenso.

Quando falo em treinamento aeróbio, me refiro ao treinamento com exercícios que envolvam grandes grupos musculares, realizados de forma cíclica e contínua, com intensidade leve a moderada e longa duração. Já o treinamento resistido se caracteriza por exercícios que envolvem determinados segmentos corporais, cujos músculos se contraem contra uma força que se opõe ao movimento, sendo que esta resistência ao movimento pode ser dada por máquinas, pesos livres ou mesmo pelo próprio corpo. Estes exercícios têm por objetivo principal melhorar a resistência dos músculos ao esforço e, quando executados em alta intensidade, promover principalmente o aumento da força e hipertrofia musculares.

Outro fator importante do exercício físico é uma análise de seus efeitos agudos e crônicos. Consideramos agudos os efeitos obtitos por uma única sessão de treinamento, ou seja, o que acontece durante a execução do exercício e no período logo depois dele, resultado desta sessão. Por outro lado, consideramos como crônicos os efeitos do período de treinamento regular. É importante conhecermos tanto os efeitos agudos como crônicos do exercício, pois eles podem ter resultados similares e também opostos. Isso precisa ser considerado para a orientação e prescrição.

Efeitos crônicos do treinamento físico na PA

A prática regular da Atividade Física promove melhora do controle da PA, de forma que indivíduos praticantes de exercício físico têm 30% menos chance de desenvolver hipertensão arterial quando comparados com indivíduos sedentários. Este efeito é principalmente evidente em indivíduos que praticam atividades mais intensas. Portanto, indivíduos que têm propensão a desenvolver a hipertensão arterial, como filhos de hipertensos, obesos, normotensos hiperreativos, entre outros, devem ser estimulados a praticar atividades físicas regularmente.

Treinamento aeróbio

O treinamento aeróbio é a forma de treinamento mais recomendada para indivíduos hipertensos, coinsiderando seus efeitos comprovados na queda da PA. Estudos clínicos mostram que o treinamento aeróbio leva a uma redução significante desses níveis de PA tanto sistólica quanto diastólica em indivíduos hipertensos.

Esta redução da PA pelo treinamento aeróbio pode ser observada a partir de poucas sessões de treinamento, com respostas já a partir de 12 sessões de treino.

Alguns estudos têm investigado o efeito do treinamento aeróbio sobre a PA ambulatorial acompanhada por 24 horas. Em um deles, com 800 hipertensos, verificou-se redução tanto na medida da PA em 24 horas quanto da medida de vigília (indivíduo acordado) em indivíduos fisicamente ativos quanto em indivíduos inativos. Outro estudo mostrou reduções da PA ambulatorial após o treinamento aeróbio no período de vigília após seis semanas de um treinamento aeróbio, no qual os indivíduos caminhavam 1.000 metros três vezes por semana. Entretanto, alguns estudos não observaram que o treinamento aeróbio não obteve sucesso na redução da PA ambulatorial.

Um efeito importante do treinamento aeróbio é a redução da PA durante o esforço físico e mental. Sabemos que durante a execução do exercício aeróbio a PA sistólica se eleva com a intensidade do esforço.

O treinamento aeróbio reduz a PA de indivíduos hipertensos, considerando a mesma carga absoluta e relativa de esforço. Ou seja, o indivíduo treinado, quando submetido a um determinado nível de esforço, apresenta menor PA sistólica que um indivíduo sedentário. Da mesma forma, o estresse mental promove aumento tanto da PA sistólica quanto diastólica, e o treinamento aeróbio faz com que a resposta da PA ao estresse mental seja menor.

Apesar dos efeitos de redução da PA com treinamento aeróbio, durante o exercício e durante o estresse já estarem bem claros na literatura, a magnitude destes efeitos varia bastante entre os estudos, sugerindo que vários fatores devem influenciar estas respostas, tanto fatores relacionados à população estudada quanto às características do tipo de treinamento utilizado.

Em relação à população, está bastante claro que a redução da PA com o treinamento é mais evidente em hipertensos do que em indivíduos normais. Considerando-se o gênero, alguns estudos sugerem que a queda da PA após treinamento aeróbio seja mais frequente em mulheres do que em homens.

Em relação à idade, alguns estudos mostram magnitude maior na redução da PA sistólica em indivíduos entre 41 e 60 anos em comparação com indivíduos mais jovens ou idosos. Porém, o número de estudos realizados com indivíduos hipertensos nesta faixa etária é maior. Outro aspecto relacionado à população são os fatores genéticos, que têm mostrado relação com as respostas da PA ao treinamento.

Alguns estudos têm mostrado que apesar de o efeito hipotensor com treinamento aeróbio se manifestar na maioria dos sujeitos hipertensos, 25% dessa população não responde dessa forma ao treinamento, o que parece estar relacionado à presença de polimorfismos nos componentes do sistema renina-angiotensina-aldosterona.

Quanto às características do treinamento físico, temos visto que o maior efeito hipotensor é principalmente conseguido com treinamentos de baixa intensidade e volume elevado, o que pode ser conseguido com sessões mais prolongadas ou de maior frequência semanal. Em relação à intensidade, estudos com intensidades de 53% e 73% do VO2max foram comparados em indivíduos hipertensos e demonstraram que a redução da PA foi maior com a menor intensidade.

Em outro estudo comparando os treinamentos em 50% e 70% do VO2max, foi observada redução da PA de 24 horas nas duas intensidades. Porém, em intensidade leve, houve maior redução no período de vigília, enquanto que em intensidade moderada a maior redução ocorreu no período de sono.

A composição entre a frequência semanal e a duração de treinamento determina o volume total do mesmo. Alguns estudos sugerem que o maior volume leva ao maior efeito hipotensor. Porém, quando se compara o mesmo volume semanal com diferentes frequências semanais ou durações, não foram encontradas diferenças significantes.

Treinamento resistido

O treinamento resistido tem sido recomendado em complemento ao aeróbio para os indivíduos hipertensos. Esse treinamento apresenta comprovados efeitos benéficos sobre o sistema músculo esquelético, aumentando a força, a potência e a resistência musculares, além de auxiliar na manutenção da densidade mineral óssea. Entretanto, quando a preocupação se volta sobre os efeitos desse tipo de treinamento sobre a função cardiovascular e, mais especificamente, sobre a PA, o número de estudos é ainda escasso e os resultados ainda são controversos.

Os estudos com indivíduos normotensos têm demonstrado

redução da PA de repouso após o treinamento resistido. Por outro lado, estudos realizados com hipertensos não demonstraram esta mesma redução. Cabe ainda ressaltar que os estudos envolvendo o treinamento resistido e a PA ambulatorial também não têm relatado efeitos hipotensores significantes.

É bastante conhecido que o exercício resistido promove aumento exacerbado da PA durante sua execução, tanto em indivíduos normotensos quanto em hipertensos, o que pode representar um risco, principalmente para a população hipertensa. O treinamento crônico, no entanto, reduz o aumento da PA para a mesma carga absoluta de exercício.

Efeitos hipotensores agudos do exercício físico

Além dos efeitos da redução da PA após um período de treinamento físico, o exercício físico promove redução significante da PA no período de recuperação pós-exercício. Esta redução pode ser observada em relação aos valores medidos pré-exercício ou àqueles observados em um dia de controle, sem a execução do exercício. Este efeito tem sido classificado como efeito agudo do exercício e denominado "hipotensão pós-exercício" (HPE).

Classicamente, a HPE foi evidenciada e amplamente estudada após o exercício aeróbio. Só mais recentemente tem sido analisada após o exercício resistido. Para que este fenômeno tenha importância clínica na hipertensão, é necessário que ele ocorra em hipertensos, tenha magnitude significante e perdure por grande parte do dia.

Hipotensão pós-exercício aeróbio

Está bem claro na literatura que uma única sessão de exercício aeróbio reduz a PA pós-exercício e que essa redução tem magnitude e duração significantes em homens e mulheres, jovens e idosos, normotensos e hipertensos. A magnitude média de redução é de 5 a 10 mmHg para os indivíduos normotensos e de 20 mmHg nos hipertensos. A duração da HPE tem sido relatada até 16 horas após a finalização do exercício ou observada redução na média da PA nas 24 horas pós-exercício aeróbio. Portanto, a hipotensão obtida após este tipo de exercício tem importância clínica.

Vários são os fatores que podem potencializar ou minimizar a HPE. Dentre eles, os mais pesquisados se referem à população estudada e às características do exercício físico realizado (tipo, intensidade, duração, massa muscular envolvida e gasto energético).

Quanto à população, os achados mais importantes constataram

ocorrer HPE tanto em indivíduos normotensos quanto hipertensos. No entanto, a magnitude da queda da PA é maior nos indivíduos hipertensos quando comparados aos normotensos

Em relação ao protocolo de exercício, os tipos de exercício aeróbio comumente utilizados para o controle da PA são caminhadas, ciclismo e corrida. Todas estas atividades possibilitam a ocorrência da HPE.

A intensidade do exercício é um fator bastante discutido e controverso em relação à HPE. No entanto, em estudo mais recente realizado com população hipertensa, verificou-se maior efeito hipotensor quando as intensidades do exercício eram mais leves, entre 40% e 60% do VO2 pico. Entretanto, nos indivíduos normotensos os resultados levam ao sentido oposto, sugerindo que a HPE é maior com exercícios de maior intensidade, 50% a 75% do VO2pico.

Em relação à duração do exercício, diversos estudos compararam diferentes intervalos de tempo, variando entre 10 e 60 minutos. Estes estudos constataram que os exercícios mais efetivos para a HPE são aqueles mais prolongados, que resultam em queda da PA pós-exercício mais precoce, de maior magnitude e mais prolongada.

A massa muscular envolvida no exercício é outro fator importante. Quando comparados exercícios em cicloergômetro com grupos musculares menores (braços) e maiores (pernas), os resultados mostraram que ambos ocasionaram HPE, porém a duração desta HPE foi mais prolongada no exercício envolvendo maior massa muscular.

Observando-se a maior HPE após exercícios com maior intensidade, duração e massa muscular, é possível supor que o maior efeito se deva ao maior dispêndio de energia nestes exercícios. Portanto, supõe-se que atividades de maior gasto energético possivelmente resultem em melhores respostas hipotensoras, e que haja um gasto de energia mínimo para efetivar a HPE.

Hipotensão pós-exercício resistido

O fenômeno HPE também parece ocorrer após o exercício resistido. No entanto, estudos voltados a definir o comportamento da PA após o exercício resistido são poucos e recentes. Além disso, os resultados encontrados são por vezes conflitantes, não permitindo definir com clareza qual é o efeito deste tipo de exercício.

Considerações finais

Portanto, fica claro que os efeitos na redução da PA, agudos e crônicos, do exercício aeróbio, já são bem claros na literatura. Em normotensos, esses efeitos são potencializados com a execução de exercícios de intensidade leve a moderada e duração prolongada, executados várias vezes por semana. Por esses benefícios, o treinamento aeróbio é o treinamento de escolha para reduzir a PA do paciente hipertenso.

Quanto ao treinamento resistido, em longo prazo não parece ter efeito hipotensor evidente, embora agudamente ele possa promover HPE. Por outro lado, este tipo de treinamento resulta em outros benefícios à saúde, que não podem ser conseguidos com o treinamento aeróbio. Desta forma, pensando-se na saúde geral do paciente, os hipertensos devem complementar sua rotina de treinamento com o treinamento resistido. Para minimizar os possíveis riscos nesta população, o treinamento resistido deve ser feito com baixa intensidade e baixo volume.

Referências Bibliográficas

Cardoso, C. G., Jr., R. S. Gomides, et al. Acute and chronic effects of aerobic and resistance exercise on ambulatory blood pressure. Clinics (Sao Paulo), v.65, n.3, Mar, p.317-25.

Chobanian, A. V., G. L. Bakris, et al. Seventh report of the Joint National Committee on Prevention, Detection, Evaluation, and Treatment of High Blood Pressure. Hypertension, v.42, n.6, Dec, p.1206-52. 2003.

Cleroux, J., R. D. Feldman, et al. Lifestyle modifications to prevent and control hypertension. 4. Recommendations on physical exercise training. Canadian Hypertension Society, Canadian Coalition for High Blood Pressure Prevention and Control, Laboratory Centre for Disease Control at Health Canada, Heart and Stroke Foundation of Canada. CMAJ, v.160, n.9 Suppl, May 4, p.S21-8. 1999.

Fagard, R. H. Physical activity, physical fitness and the incidence of hypertension. J Hypertens, v.23, n.2, Feb, p.265-7. 2005.

Fagard, R. H. Exercise is good for your blood pressure: effects of endurance training and resistance training. Clin Exp Pharmacol Physiol, v.33, n.9, Sep, p.853-6. 2006.

Forjaz, C. L., C. G. Cardoso, Jr., et al. Postexercise hypotension and hemodynamics: the role of exercise intensity. J Sports Med Phys Fitness, v.44, n.1, Mar, p.54-62. 2004.

Forjaz Cl, R. C., Santaella Df, Maranhão Gdfa, Souza Mo, Nunes N, Et Al. Hipotensão pós-exercício: características, determinantes e mecanismos. Revista da Sociedade de Cardiologia do Estado de São Paulo, v.10, n.supl.3, p.16-24. 2000.

Hagberg, J. M., J. J. Park, et al. The role of exercise training in the treatment of hypertension: an update. Sports Med, v.30, n.3, Sep, p.193-206. 2000.

Lima, E. G., F. Herkenhoff, et al. [Ambulatory blood pressure monitoring in individuals with exaggerated blood pressure response to exercise. Influence of physical conditioning]. Arq Bras Cardiol, v.70, n.4, Apr, p.243-9. 1998.

Mediano M, P. V., Simão R, Pontes F, Polito M. Comportamento subagudo da pressão arterial após o treinamento de força em hipertensos controlados. Revista Brasileira de Medicina do Esporte, v.11, n.6, p.337-340. 2005.

Pescatello, L. S. Exercise and hypertension: recent advances in exercise prescription. Curr Hypertens Rep, v.7, n.4, Aug, p.281-6. 2005.

Queiroz, A. C., J. F. Gagliardi, et al. Clinic and ambulatory blood pressure responses after resistance exercise. J Strength Cond Res, v.23, n.2, Mar, p.571-8. 2009.

Santaella Df, C. M., Araujo Ea, Ortega Kc, Tinucci T, Itiki C. Exercício e relaxamento alteram a modulação autonômica da hipotensão pós-exercício diferentemente em normotensos e hipertensos. Hipertensão, v.6, n.Suplemento, p.36. 2003.

V Diretrizes Brasileiras de Hipertensão Arterial. Sociedade Brasileira de Cardiologia; Sociedade Brasileira de Hipertensão; Sociedade Brasileira de Nefrologia. p.

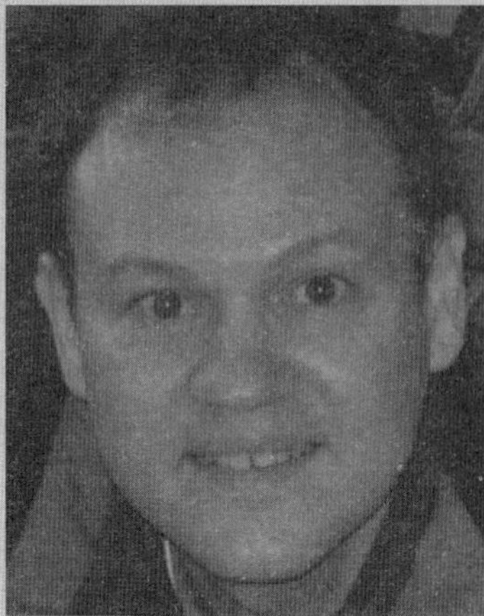

Prof. Fernando Lobo

Licenciado em Educação Física pela Escola de Educação Física da Universidade de São Paulo (EEFE-USP em 1990). Atualmente é Mestrando em Biodinâmica do Movimento Humano pela EEFE-USP. Tem experiência na área de Educação Física, com ênfase em Fisiologia Hemodinâmica do Exercício e Atividade Física para Prevenção e Reabilitação. É Gestor da Universidade Pelé Club, sendo responsável pelo treinamento de formação e atualização dos professores das Unidades da Academia Pelé Club. Também é Gestor Pedagógico dos cursos de Pós-Graduação a distância da REDE - Rede de Ensino Desportivo com a Universidade Anhanguera-Uniderp.

E-mail: fernando@portalrede.com.br

Anotações

13

Treinamento concorrente

Em muitos esportes com característica de esforços intermitentes (esforços de alta intensidade intercalados por pausas de baixa intensidade), combinações de força e resistência são frequentemente requisitadas no desempenho. Quando os dois treinamentos são realizados de forma simultânea, uma potencial interferência no desenvolvimento da força faz com que tal combinação se torne muitas vezes incompatível

Prof. Ms. Charles Ricardo

Quando nos encontramos no processo de elaboração de uma sessão de treinamento, um dos primeiros aspectos a que sempre devemos nos ater seria: quais capacidades físicas deverão ser enfatizadas nessa sessão?

Entendemos que essa prioridade por determinadas capacidades deve ocorrer, pois a formatação da maioria dos calendários esportivos atuais não possibilita aos professores de educação física tempo hábil e adequado para se trabalhar cada capacidade em dias distintos, ocasionando o fato de diversas capacidades terem que ser desenvolvidas numa mesma sessão.

Nesse momento, grandes dúvidas surgem na elaboração dessa sessão de treino em questão. Entre elas podemos destacar:

- Qual seria a melhor forma de ordenar os estímulos de treinamento nessa sessão?
- Existiria alguma interferência no desenvolvimento de uma capacidade quando estimulada em conjunto com outra?
- Alguma adaptação seria atenuada?

A partir dessas questões extremamente polêmicas, sugerimos alternativas para melhor elaborarmos essas sessões "concorrentes" (concorrentes pelas adaptações), com a finalidade de tentarmos anular, ou então atenuar, as concorrências entre sinalizações adaptativas promovidas pelo treinamento de diversas capacidades na mesma sessão (Ide, Lopes e Sarraipa, 2010).

Definições das capacidades físicas

A **resistência** é a capacidade psicofísica dos esportistas de resistir à fadiga (Weineck, 2004).

A **velocidade** é uma grandeza física representada pela rapidez com que um corpo se desloca. A expressão dessa grandeza depende de duas variáveis: 1) a distância percorrida e 2) o tempo utilizado para percorrê-la. Já o incremento da velocidade por unidade de tempo é o que se denomina aceleração (ver equações abaixo).

$$\textit{VELOCIDADE} = \frac{\textit{DISTÂNCIA (m)}}{\textit{TEMPO (s)}} = m/s \qquad \textit{ACELERAÇÃO} = \frac{\textit{VELOCIDADE (m/s)}}{\textit{TEMPO (s)}} = m/s^2$$

Do ponto de vista esportivo, a velocidade representa a capacidade de um sujeito realizar ações motoras no menor espaço de tempo possível (Ide, Lopes e Sarraipa, 2010).

As metodologias e protocolos de treinamento de força são basicamente voltados para o desenvolvimento de três capacidades físicas: a força máxima; a resistência de força e a potência muscular. Usualmente, alguns autores também relatam métodos voltados para a "hipertrofia muscular". Entretanto, no último caso identificamos certa incoerência quanto ao objetivo metodológico, pois a hipertrofia muscular em si não se trata de uma capacidade física, mas de uma adaptação morfológica caracterizada pelo aumento da área em corte transverso do músculo. Devido a isso, alguns autores denominam muitas vezes o protocolo com ênfase a tal propósito de "força hipertrófica" ou, então, "resistência de força hipertrófica" (Ide, Lopes e Sarraipa, 2010).

A flexibilidade e a capacidade física responsável pela execução voluntária de um movimento de amplitude angular máxima, por uma articulação ou um conjunto de articulações, dentro de limites morfológicos, sem risco de provocar lesão (DANTAS, 1997).

Combinações de diferentes capacidades físicas numa mesma sessão de treinamento

Treinamento de força, velocidade ou força explosiva + resistência

Em muitos esportes com característica de esforços intermitentes (esforços de alta intensidade intercalados por pausas de baixa intensidade), combinações de força e resistência são frequentemente requisitadas no desempenho. Entretanto, quando os dois treinamentos são realizados de forma simultânea, uma potencial interferência no desenvolvimento da força toma lugar, fazendo com que tal combinação se torne muitas vezes incompatível.

Treinamento de força máxima + velocidade, ou força explosiva

Ao treinarmos na mesma sessão força máxima e velocidade, ou força explosiva, não teremos concorrência entre estas capacidades, pois as adaptações metabólicas e neurais seguem o mesmo caminho. Tanto o treinamento de força máxima e velocidade têm as mesmas características. O treinamento dessas capacidades físicas caracteriza-se por alta intensidade, baixa incidência de traumas e predomínio metabólico anaeróbio alático (Ide, Lopes e Sarraipa, 2010; Monteiro e Lopes, 2009).

Deve-se apenas tomar cuidado com o volume e as pausas no treinamento da força máxima para não gerarmos fadiga neural e metabólica antes dos estímulos de velocidade.

Treinamento de força máxima + resistência de força (hipertrofia)

Quando for realizado o treino de força máxima e resistência de força hipertrófica na mesma sessão, a força máxima será prejudicada, pois neste treino prioriza-se baixa incidência de microtraumas, recuperação do metabolismo anaeróbio alático e volume baixo. Já no treino de resistência de força hipertrófica, os efeitos metabólicos são distintos, pois o estímulo prioriza uma alta incidência de microtraumas (microlesões), baixa recuperação do metabolismo anaeróbio alático, e volume de treino alto.

Não devemos nos esquecer que a principal adaptação ao treino de força máxima é neural, sendo que ao treinamento de resistência de força hipertrófica é tanto neural como também muscular, ou seja, neuromuscular (Ide, Lopes e Sarraipa, 2010; Monteiro e Lopes, 2009).

Treinamento de força máxima + resistência de força

O treinamento de resistência de força atenua o potencial de utilização da força máxima, pois como no treino de resistência de força hipertrófica o volume de treino é alto, portanto há uma grande incidência de microlesões, e recuperação do metabolismo anaeróbio alático é incompleto, com característica adaptativa muscular. Já no treino de força máxima, a ênfase adaptativa é neural e com baixa incidência de microtraumas (Ide, Lopes e Sarraipa, 2010; Monteiro e Lopes, 2009).

Treinamento de resistência de força (hipertrofia) + resistência de força

No treinamento simultâneo de resistência de força e resistência de força hipertrófica não há concorrência, pois ambos têm características metabólicas semelhantes, como ênfase metabólica muscular e neuromuscular, alta incidência de microlesões, volume de treino alto e baixa recuperação do metabolismo anaeróbio alático durante a sessão de treino (Ide, Lopes e Sarraipa, 2010; Monteiro e Lopes, 2009).

Na tabela 1, podemos verificar exemplos de diversas combinações de treinamento das capacidades motoras numa mesma sessão, e quais delas sairiam prejudicadas na concorrência entre as sinalizações adaptativas (Ide, Lopes e Sarraipa, 2010; Monteiro e Lopes, 2009).

Tabela 1. Combinações de diferentes capacidades físicas na mesma sessão de treinamento

Capacidades	Capacidades Prejudicadas
Força Máxima + Resistência	Força Máxima
Res. Força (Hipertrofia) + Resistência	Res. Força (Hipertrofia)
Res. Força + Resistência	Res. Força
Força Explosiva + Resistência	Força Explosiva
Velocidade + Resistência	Velocidade
Força Máxima + Velocidade	
	Se o volume e pausa forem adequados, não haverá prejuízo
Força Máxima + Res. Força (Hipertrofia)	Se o objetivo for força máxima, esta capacidade será prejudicada
Res. Força + Força Máxima	Se o objetivo for força máxima, esta capacidade será prejudicada
Força Máxima + Força Explosiva	Não há concorrência
Res. Força (Hipertrofia) + Força Explosiva	Se o objetivo for Força Explosiva, esta capacidade será prejudicada
Res. Força (Hipertrofia) + Velocidade	Se o objetivo for velocidade, esta capacidade física será prejudicada
Res. Força (Hipertrofia) + Res. Força	Não há concorrência
Res. Força + Força Explosiva	Se o objetivo for Força Explosiva, esta capacidade física será prejudicada
Resistência de Força + Flexibilidade	Não há concorrência, caso sejam treinados diferentes grupos
Resistência de Força (Hipertrofia)+ Flexibilidade	Não há concorrência, caso sejam treinados diferentes grupos
Resistência + Flexibilidade	Não há concorrência

Referências Bibliográficas

IDE,B.N.; LOPES, C.R.; SARRAIPA M. Fisiologia do treinamento. São Paulo. S.P. Phorte Editora, 2010.

DANTAS; E.H.M. A prática da preparação física. Rio de Janeiro. Shape, 1997.

MONTEIRO, A.G.; LOPES C.R. Periodização Esportiva: Estruturação do Treinamento. São Paulo. AG Editora, 2009.
WEINECK, J. Optimales Training. Spitta Verlag GmbH & Co. KG, 2004.

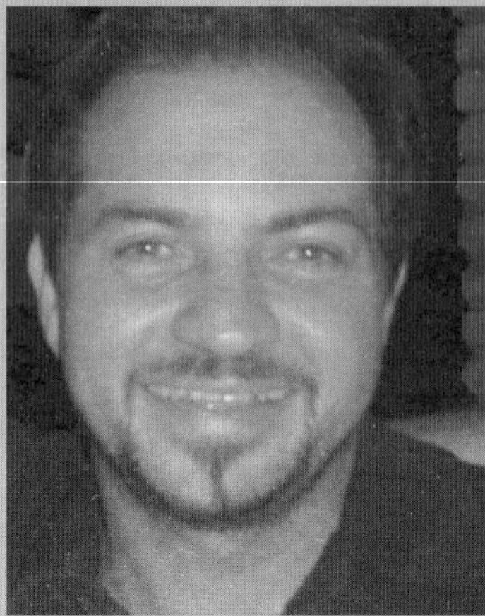

Prof. Ms. Charles Ricardo

Especialista de Ciências do Esporte – Unicamp. Pós-graduado pelo Instituto de Cultura; Física de Havana – Cuba. Mestre em Biodinâmica do Movimento Humano – Unicamp. Doutor em Biodinâmica do Movimento Humano – Unicamp. Atuou como preparador físico da seleção brasileira de basquetebol feminino das categorias juvenil e cadete e como preparador físico da equipe adulta de voleibol do BCN Osasco. Preparador físico do tenista Ricardo Mello e da tenista Joana Cortez, medalhista em três jogos Panamericanos. Professor dos cursos de Pós-Graduação de Bioquímica do Exercício – Unicamp e Treinamento Desportivo – UGF, de Graduação e Pós-Graduação da Faculdade Adventista de Hortolândia e do curso de Educação Física da FAM (Faculdade de Americana). Autor dos livros: Treinamento de força, potência e hipertrofia nos esportes, Periodização Esportiva e Fisiologia do Treinamento.

E-mail: charles_ricardo@hotmail.com

Anotações

14

Aspectos metodológicos do treinamento de força na promoção da qualidade de vida e saúde

O desenvolvimento de novos hábitos saudáveis enfatizando a prática de atividades físicas é um passo fundamental para a melhoria generalizada da saúde orgânica e da qualidade de vida. O treinamento de força vem ganhando maior destaque nos programas de condicionamento físico, em função de seus inúmeros benefícios, que dependem de certas considerações quanto ao planejamento e prescrição dessa atividade, considerando as características e objetivos do indivíduo, prescrição da carga de treino eficaz, planejamento do programa adequado e o controle de riscos e benefícios. Um programa de treinamento com enfoque na melhora da qualidade de vida e saúde deve ser individualizado, bem estruturado quanto à sua montagem, bem planejado e objetivar o controle entre os riscos e os benefícios de cada fase do processo.

Prof. Dr. Paulo Henrique Marchetti

As recentes tendências da sociedade, unidas à evolução tecnológica, visam proporcionar à população maior conforto e praticidade. Entretanto, tais benefícios acabam por reduzir o nível de esforço físico e as exigências motoras impostas ao ser humano, o que desencadeia diversos tipos de doença (chamadas hipocinéticas), problemas posturais, além do aumento nos níveis de estresse causado pelo dia a dia.

A busca por hábitos físicos saudáveis é um passo fundamental para a melhoria da saúde e da qualidade de vida. O desenvolvimento de novos hábitos, enfatizando a prática de atividades físicas, é um passo fundamental para a melhoria generalizada da saúde orgânica e, consequentemente, da qualidade de vida. Um bom programa de atividades físicas voltado para a saúde integra esforços aeróbios, flexibilidade e força, embora não possamos nos esquecer das intervenções nutricionais e das condições médicas gerais. 1, 2

Recentemente, o treinamento de força vem ganhando maior destaque nos programas de condicionamento físico, em função de seus inúmeros benefícios para diversas populações, na prevenção e auxílio no tratamento de doenças crônicas (cardiopatias, obesidade, diabetes, osteoporose), problemas ortopédico-posturais e desequilíbrios funcionais (equilíbrio e assimetrias)2. Um bom exemplo de sua aplicação é o direcionamento do treinamento de força no auxílio do tratamento de problemas posturais como escoliose, hiperlordoses e hipercifoses.

Entretanto, para que o treinamento de força possa realmente trazer benefícios à saúde e à qualidade de vida, certas considerações quanto ao planejamento e prescrição dessa atividade precisam ser feitas quanto a:

- Características do indivíduo
- Objetivos do indivíduo
- Prescrição da carga de treino eficaz
- Planejamento do programa adequado
- Controle de riscos e benefícios

Segue abaixo a caracterização detalhada dos aspectos acima relacionados.

Características do indivíduo

Cada sujeito é dotado de características herdadas (chamadas genótipo) e aquelas resultantes da interação do meio ambiente com o genótipo (denominadas fenótipo). Dessa forma, entende-se que as pessoas são únicas e que a orientação de treinamento, assim como as respostas das mesmas ao estímulo do treino, são distintas. Portanto, devem ser levados em consideração certos aspectos, como nível de experiência, potencial genético, nível atual de desempenho, características físicas, biomecânicas, fisiológicas e psicológicas. Ainda, outros aspectos podem compor a análise do indivíduo, como desvios posturais, biotipo, doenças associadas e debilidades ortopédicas, entre outros.

Quanto ao nível de condicionamento físico atual, diversas são as formas de se classificar o indivíduo. Entretanto, no presente texto será utilizada uma classificação com base no nível de experiência no treinamento de força (musculação). Assim, pode-se subdividir o nível de condicionamento físico em: sem experiência, inativos, ativos I e II e atletas.

Os sujeitos considerados **sem experiência** (sedentários) são aqueles que não têm nenhuma experiência motora prévia da atividade, assim como pela ausência de boa condição fisiológica específica para o treinamento.

Os treinos devem apresentar menor complexidade em sua estrutura (montagem do programa), menor número de exercícios, maior número de repetições, sobrecarga compatível com o número de repetições enfatizado e intervalos de recuperação maiores.

Inicialmente, o objetivo do programa de treino deve focar a aprendizagem dos movimentos, progredindo para treinos que visam à adaptação tecidual (músculos e tecidos passivos).

O **inativo** é aquele que tem experiência motora da atividade, mas sua condição fisiológica (por exemplo, nível de força) foi perdida pelo tempo em inatividade. Dessa forma, a importância da aprendizagem motora é reduzida às correções técnicas, sendo que o enfoque principal será o ganho de força e o aumento de sua condição física específica.

O **ativo I** é o sujeito que apresenta experiência motora, boa condição física e treina com certa frequência. Já o **ativo II**, além das mesmas características do ativo I, pode competir de forma recreativa.

Finalmente, quando o sujeito realiza treinos com vistas à performance, apresenta regularidade de treinos (frequência), tem ótima condição física e psicológica e também compete profissionalmente. Este é considerado **atleta.**

Objetivos do indivíduo

Diversos são os objetivos relacionados ao treinamento de força. De forma geral, podemos classificá-los em gerais e específicos. Os objetivos gerais do treinamento de força são: profiláticos, terapêuticos, recreativos, estéticos, de saúde, funcionais e de preparação física ou competitiva.3

Os objetivos específicos, por sua vez, podem ser identificados como: aperfeiçoamento da função (melhoria da força), aumento da massa muscular, melhoria da potência ou resistência muscular, ganhos funcionais (atividades de vida diária), melhoria dos aspectos físicos (coordenação, agilidade, equilíbrio, etc.), prevenção e tratamento de lesões, auxílio na preparação física, dentre outros. 1, 2 ,4

É preciso atentar também para o fato de que todos os objetivos propostos devem ser variáveis testáveis, pois assim os resultados dos testes auxiliarão na modificação e planejamento do treino. 4

Por fim, deve-se evitar o planejamento de objetivos irreais, os quais estão diretamente relacionados aos limites genéticos, estruturas anatômicas, tempo-resposta fisiológica (tempo que o corpo demora para responder aos estímulos aplicados) ou, mesmo, ao grau de hipertrofia desejada. 4, 5

Prescrição da carga de treino eficaz

Manifestações de força: As manifestações ou expressões de força asseguram-se pela reação integral do organismo quando relacionada à mobilização das capacidades psíquicas, às funções do sistema motor, vegetativo, hormonal e outros sistemas fisiológicos do organismo. 6-8 Podem-se distinguir quatro tipos básicos de manifestação da força quando se trata de saúde e qualidade de vida:

- Força máxima: capacidade máxima de produção de força pelo individuo, durante uma contração voluntária máxima contra uma alta resistência externa, sem limite de tempo. Manifestação muito utilizada quando o objetivo é o aumento da força, ou associada ao trabalho de força hipertrófica em treinamentos que objetivam aspectos estéticos. 1

- Força hipertrófica: aumento da secção transversa do músculo, significando aumento do número e tamanho dos filamentos de actina e miosina com adição de sarcômeros dentro das fibras musculares já existentes. 3

- O treinamento de hipertrofia tem diversas aplicações na área estética, na melhoria da saúde e qualidade de vida (ex.: indivíduos que apresentam perda de massa muscular (chamado de sarcopenia 9), na melhora de atividades da vida diária (aumento de força gerado pelo aumento da massa muscular), entre outros.

- Potência: Capacidade que envolve força e velocidade. Atualmente, utiliza-se o treinamento de potência de forma adaptada, visando à otimização da força em velocidades próximas às atividades do dia a dia.

• Força de resistência: Capacidade do organismo em resistir à fadiga durante o trabalho de força prolongado (dinâmico ou isométrico). 3 Manifestação muito utilizada no início de programas de treinamento de força, com o objetivo principal de aprendizagem de movimentos.

Carga aguda de treinamento: o entendimento dos componentes da carga de treinamento e as questões pertinentes ao nível ou estado de treino do sujeito permitem a organização e o controle do treinamento de forma racional e efetiva.

Inicialmente, pode-se entender como carga de treinamento o estresse fisiológico imposto ao individuo durante a sessão ou ao longo da preparação, decorrente da combinação de seus componentes de forma racional. Esses componentes são comumente descritos e conhecidos como a sobrecarga do treino (peso que deverá ser levantado durante cada repetição, em cada exercício), repetições (número de vezes que se levanta a sobrecarga sem interrupção), séries (conjunto de repetições), velocidade de movimento (a qual deve ser controlada durante todo o movimento), intervalos (tempo de descanso entre séries, visando à recuperação metabólica do sistema), e tipo de ação muscular (para mais detalhes [1, 7, 10-12]).

As diversas combinações desses elementos têm como objetivo principal alterar o estado homeostático do corpo humano e gerar respostas de adaptação de tal forma que o individuo mantenha ou melhore o estado de aptidão física. Dessa forma, entende-se que a correta combinação das variáveis agudas do treinamento pode direcionar o efeito do mesmo, visando atingir os objetivos de cada indivíduo, população ou tratamento.

Planejamento do programa adequado

O planejamento do programa de treino envolve a escolha dos exercícios, a definição da melhor sequência de exercícios (estrutura do treino) e o planejamento em longo prazo. Basicamente, a escolha dos exercícios depende de aspectos biomecânicos do indivíduo (ex.: problemas posturais), dos músculos a serem treinados e da proposta, ou divisão, de treino.

A sequência dos exercícios pode influenciar o grau de estresse da sessão de treino, assim como a influência de uma sessão na seguinte, além de aperfeiçoar as adaptações crônicas do programa de treinamento em longo prazo. Por exemplo, um indivíduo que não tem experiência no treinamento de força deve executar um modelo chamado alternado por segmento, que enfatiza exercícios de baixa dificuldade motora. Este alterna as diferentes partes do corpo em um mesmo treino, visando minimizar a fadiga e maximizar a aprendizagem dos movimentos.[1, 3]

O planejamento a longo prazo é caracterizado pela periodização, a qual consiste em modificações planejadas das variáveis agudas e crônicas de um programa de treinamento.[1, 4, 7, 13] Isso significa que um dia de treino, ou mesmo uma semana, não basta para se obter os efeitos desejados.

Sabe-se que o efeito do treinamento voltado à qualidade de vida e saúde necessita de tempo para que os resultados apareçam, assim como de constante planejamento por parte dos profissionais envolvidos.

Controle de riscos e benefícios

Entende-se como um programa de treinamento de força adequado aquele que busca maximizar sua eficiência e minimizar os potenciais riscos de lesões. Um fator fundamental para maximizar a eficiência é o correto controle da postura durante os exercícios em todas as sessões de treino. Cuidados que vão desde a forma de levantamento de pesos, no início de cada exercício, até sua correta execução durante cada repetição da série, mantendo sempre o corpo equilibrado e evitando movimentos desnecessários, ou mesmo bruscos.

Quanto aos riscos, para minimizá-los deve-se levar em consideração os seguintes fatores: falta de individualização da sobrecarga (utilização de pesos acima do suportado ou realização excessiva de repetições de cada série), cuidados com a correta execução técnica dos movimentos (movimentos executados de forma incorreta acabam por sobrecarregar diferentes estruturas e, muitas vezes, direcionam o estresse para áreas que não queremos treinar) e, ainda, evitar excessiva velocidade na execução dos movimentos, pois a alta velocidade acaba por aumentar o estresse imposto aos tecidos do corpo.

Finalmente, pode-se constatar que um programa de treinamento com enfoque na melhora da qualidade de vida e saúde deve ser individualizado, bem estruturado quanto à sua montagem, bem planejado e, principalmente, objetivar o controle entre os riscos e benefícios de cada fase do processo.

REFERÊNCIAS BIBLIOGRÁFICAS

1. Prestes, J., et al., Prescrição e periodização do treinamento de força em academias. Vol. 1. 2010, São Paulo: Manole.
2. Hass, C.J., M.S. Feigenbaum, and B.A. Franklin, Prescription of resistance training for healthy populations. Sports Med., 2001. 31(14): p. 953-964.
3. Uchida, M.C., et al., Manual da Musculação: uma abordagem teórico-prática do treinamento de força. 4 ed. 2006, São Paulo: Phorte Editora.

4. Fleck, S.J. and W.J. Kraemer, Fundamentos do treinamento de força muscular. 2 ed. 1999, São Paulo: Manole.
5. Bishop, P.A., E. Jones, and K. Woods, Recovery from training: a brief review. Journal of Strength and Conditioning Research., 2008. 22(3): p. 1015-1024.
6. VERKHOSHANSKI, Y.V., Treinamento desportivo. Teoria e prática. 2001, Porto Alegre: Artmed Editora.
7. Ratamess, N.A., et al., Progression models in resistance training for healthy adults. Medicine and science in sports and exercise, 2009. 41(3): p. 687-708.
8. Bird, S.P., K.M. Tarpenning, and F.E. Marino, Designing resistance training programmes to enhance muscular fitness. Sports Med., 2005. 35(10): p. 841-851.
9. Shephard, R.J., Envelhecimento, atividade física e saúde. 2003, São Paulo: Phorte editora.
10. Wernbom, M., J. Augustsson, and R. Thomeé, The influence of frequency, intensity, volume and mode of strength training on whole muscle cross-sectional area in humans. Sports Med., 2007. 37(3): p. 225-264.
11. Fry, A.C., The role of resistance exercise intensity on muscle fibre adaptations. Sports Med., 2004. 34(10): p. 663-679.
12. Baechle, T.R. and R.W. Earle, Fundamentos do treinamento de força e do condicionamento. 3 ed. 2010, São Paulo: Manole.
13. Fleck, S.J., Periodized strength training: A critical review. Journal of Strength and Conditioning Research., 1999. 13 (1): p. 82-89.

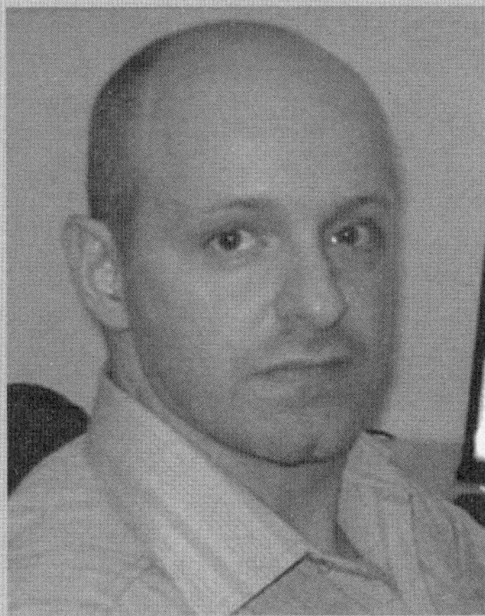

Prof. Dr. Paulo Henrique Marchetti

Doutor e Mestre em Educação Física – EEFEUSP. Especialista em Fisiologia do Exercício e Treinamento Desportivo – Unifesp. Master Trainer e Research Fellow – Cybex Institute. Consultor em Biomecânica – International Personal Trainer Association (IPTA-Hong Kong). Colaborador do Livro Manual da Musculação. Autor dos livros Biomecânica Aplicada e Prescrição e periodização no treinamento de força em academias. Docente da graduação e pós-graduação: Fefiso (ACM-Sorocaba), Uninove, Gama Filho, FMU. Coordenador do grupo de pesquisa em Biomecânica e fisiologia do treinamento de força (Fefiso-Sorocaba). Membro da National Strength and Conditioning Association (NSCA), Laboratório de Biofísica (LOB-USP), CYBEX Institute (USA), Gepeffa.

E-mail: phm@usp.br

Anotações

15

A flexibilidade na promoção da qualidade de vida e do bem-estar

Através de um trabalho de flexibilidade inteligente e qualitativo conseguimos afinar nossas estruturas corporais, como em um piano, para que possamos obter como resultante o mais puro e harmonioso som, representado por uma eutonia plena, autopercepção e autoconhecimento, o relaxamento traduzido pelo equilíbrio entre respiração controlada, mecânica do corpo, postura e toda a organização motora.

Prof.ª Ms. Meg Mendonça

Prof.ª Ms. Meg Mendonça

Ao nascermos, recebemos um corpo saudável, perfeito (se não existir nenhum comprometimento físico ou mental), pronto para ser desenvolvido e explorado, dando-nos a chance de, no mínimo, levarmos uma vida saudável. A palavra saudável significa a integração de nossa saúde física, emocional, mental e espiritual, de forma equilibrada, que nos proporciona vivência digna, repleta de sonhos, realizações e desafios, os verdadeiros norteadores de nossa existência.

Ao observarmos as crianças em movimento, notamos sua entrega, flexibilidade e expressão natural. Já ao observamos alguns idosos, notamos com tristeza o quanto sua movimentação é limitada, pobre e inexpressiva.

Sua musculatura e suas articulações respondem com muita dificuldade, deixando transparecer a desistência da "chama da vida". O triste resultado, como todos nós sabemos, é o total desconhecimento e abandono do próprio corpo. (MENDONÇA, 2005).

Se observarmos a resposta da natureza em nossos dias, concluímos que somos responsáveis por grande parte dos desastres e catástrofes que vêm destruindo nosso planeta.

Aí surge a seguinte pergunta. Por quê?

Simplesmente porque através de nosso egoísmo, ganância e displicência não soubemos respeitar, cuidar, amar, e agora nos resta a corrida atrás do tempo para minimizar os prejuízos e perdas. Não estou falando de perdas materiais, mas de milhares de vidas humanas.

Fazendo-se uma analogia com o corpo humano, concluímos que parte dos desastres (lesões, desequilíbrios, doenças, perdas, limitações) ocorrem muitas vezes pela falta de cuidado com nossos próprios corpos e buscamos como álibi, de forma até desonesta, a idade e a velhice como causadoras de todos os desastres.

Felizmente, grande parte da população, incluindo um número significativo de idosos, já tem conhecimento sobre a importância da prática da atividade física no contexto de suas vidas e os benefícios tanto físicos quanto mentais resultantes desta prática, mas se esquecem que a programação desta prática deve ser inteligente e sistemática.

De acordo com Markondes (2000), o próprio senso autocinético do corpo cria em nós a tendência de treinarmos mais e melhor as capacidades mais bem desenvolvidas, bem como de evitar as que merecem mais atenção e requerem mais cuidados.

Reduzir as limitações e ampliar os potenciais do movimento são importantes objetivos, capazes de manter atualizadas as condições do corpo em suas necessidades, atendendo à diversidade de corpos e minimizando os efeitos das nossas tendências individuais.

Como nosso tema trata da flexibilidade e de sua importância

dentro das atividades voltadas para o bem-estar e qualidade de vida, notamos que a maior parte da população desconhece os reais benefícios do desenvolvimento do parâmetro flexibilidade dentro dos programas de atividade física, sejam eles direcionados tanto às pessoas que necessitam do equilíbrio pleno da funcionalidade de todas as estruturas corporais quanto as pessoas performáticas: atletas, bailarinos, circo, etc., que necessitam de grandes amplitudes através da movimentação, na maioria das vezes dinâmica, específica de cada modalidade.

Trabalhando diretamente com atletas e bailarinos, constatei que quando eles iniciam suas atividades, seus treinamentos, iniciam com amplitudes que de certa forma já ultrapassam seus limites estruturais.

Pude observar também que a automatização, muitas vezes distorcida em relação aos planos dominantes e individuais, posturas, trajetórias e amplitudes, aos nossos olhos se apresentam perfeitas, técnicas, mas que quando partimos para a análise constatamos que as estruturas através de um número interminável de repetições acabam se entregando e se ajustando à necessidade da movimentação específica da modalidade.

Pois bem, é dentro de um trabalho de flexibilidade que está embutido o refinado processo analítico do todo corporal, associado às possibilidades mecânicas de movimento e aos referenciais corporais qualitativos.

Esse processo engloba desde a singela descoberta da amplitude de um determinado movimento, no contexto da realidade corporal, limites e possibilidades, até o seu aprimoramento, objetivando o máximo de eficácia e funcionalidade do aparelho locomotor (MENDONÇA, 2005).

O processo analítico significa investigação, exploração, conhecimento e vivência, assimilação e administração do nosso espaço pessoal segmentar e global, limites e possibilidades de movimento.

Consiste no trabalho de interação entre o corpo e nossa cognição, no qual cada segmento, através de conexões inteligentes, desempenha a sua função objetivando a funcionalidade plena a depender do movimento proposto, estimulando a nossa consciência estrutural (consciência corporal + consciência de movimento + performance proprioceptiva).

Nós possuímos em nosso corpo estruturas especializadas (proprioceptores), que vão muito além da graduação de uma tensão ou relaxamento muscular.

Essas estruturas informam ao SNC (Sistema Nervoso Central) dados importantíssimos referentes ao posicionamento global do corpo: bases de sustentação, espaço pessoal, campo de ação, posicionamento em relação aos nossos ângulos (dissociações), velocidade do movimento executado, administração do comprimento segmentar etc.

A leitura corporal é justamente a somatória e a interpretação desses dados pelo SNC.

Através dessa leitura é que acionaremos nossa **inteligência corporal**. Por meio de nossa **inteligência corporal** trabalharemos a nossa **consciência de movimento** e a resultante desse processo será o movimento **estruturado, sentido, vivido, controlado e qualificado.**

Para Alter (1999), o alongamento pode nos ensinar lições sobre nossos próprios limites humanos e nos fornecer oportunidades para nos testarmos fisiologicamente.

O bombeamento constante de sensações e informações a que se está submetido na vida urbana hoje constitui enorme obstáculo para conhecermos nosso próprio corpo e a automotricidade.

A capacidade de intelectualizar o movimento que torna o trabalho de flexibilidade tão precioso, ao despertar da consciência corporal. É a possibilidade de envolver na atividade não só o corpo psicomotor, mas também o cognitivo, enriquecendo tanto esse tipo de exercício.

Com atenção concentrada no gesto a pessoa trabalha a flexibilidade, prestando atenção em suas próprias sensações, aprendendo como o movimento se desencadeia e as modificações sistêmicas que provoca em toda a musculatura circunvizinha.

Considere-se o contraste entre o estiramento máximo da musculatura e a utilização extrema das articulações, contraposto ao relaxamento destas estruturas. Leve-se em conta, ainda, o auxílio de uma respiração ampla e compassada, auxiliando na concentração da atenção no movimento executado (DANTAS, 1989).

Acompanhando a colocação do autor no parágrafo anterior, gostaríamos de esclarecer que o relaxamento das estruturas (neutralidade das articulações) é obtido somente quando trabalhamos sobre as nossas bases estruturais através de nossa realidade corporal (dados biométricos). São nossos **registros de estabilidade máxima**. Ao nos movimentarmos através de nosso espaço pessoal, segmentar e global, analisando nossas possibilidades de movimento e nossos limites, obteremos nossos **registros sensoriais espaciais**.

Costumo dizer que em nossas bases estruturais (biomecanicamente corretas) é que iniciamos a conquista de nossas estruturas e perceberemos o quanto é importante trabalharmos nossas amplitudes, aprimorando-as com a definição de planos, definição de trajetórias, precisão de nossos ângulos etc., objetivando o **como** e não o **quanto** nós ampliamos nossos movimentos.

Para Achour (2006), os eixos de realização, os ângulos de movimentos e as direções das fibras musculares favorecem a técnica dos exercícios de alongamento.

O autor faz outra colocação que considero fundamental e traduzo como hierarquia de solicitação gradativa da dinâmica corporal. "Para desenvolver a flexibilidade melhora-se primeiro a qualidade postural estática e dinâmica, para depois se preocupar com a tensão de alongamento e finalmente com a amplitude de movimento."

Portanto, é através de um trabalho de flexibilidade inteligente e qualitativo que conseguiremos afinar nossas estruturas corporais, assim como em um piano, para que possamos obter como resultante o mais puro e o mais harmonioso som representado por uma eutonia plena, autopercepção e autoconhecimento, o relaxamento traduzido pelo equilíbrio entre uma respiração controlada, mecânica do corpo, postura e na verdade toda a organização motora.

Meu querido mestre Ângelo Gaiarsa diz:

"Todas as técnicas corporais se destinam a levar a pessoa a perceber "por dentro" – conscientemente – o que o seu corpo está mostrando a quem queira ver".

"Apurando sua propriocepção, a pessoa pode se dar conta do quanto e de quantos modos seu corpo está amarrado, tolhido, contido... Sempre que uma pessoa consegue atenuar uma rigidez motora ou abolir um estereótipo motor ela experimenta sensações novas, muitas vezes com um colorido claramente orgástico, vivo, livre – qualquer que seja a região do corpo que "soltou".

"Nada mais legitimo do que amar meu corpo por tudo que ele me proporciona, por tudo que ele é, por sua história, por sua complexidade, por sua versatilidade sensorial, por todas as danças que ele pode fazer."

"Estudar a motricidade humana e trabalhar com ela é percorrer um caminho mágico, repleto de desafios e conquistas..."

Referência Bibliográfica

ACHOUR.A.J, Exercícios de Alongamento. Anatomia e Fisiologia. São Paulo. Ed Manol, 2006.
ALTER. M.J. A Ciência da Flexibilidade. São Paulo. Artmed, 1999.
DANTAS E.H.M. Flexibilidade, alongamento e flexionamento. Rio de Janeiro. Shape, 1989.
GAIARSA A. Meio século de psicoterapia Verbal e Corporal. São Paulo. Ed Ágora, 2006.
MARKONDES E. A análise biotipológica da dança. Dança e Cia. São Paulo. Ano III. Abril / Maio 2000.
MENDOÇA Método de Alongamento RP2 – Ciência e Poesia. São Paulo, 2005.

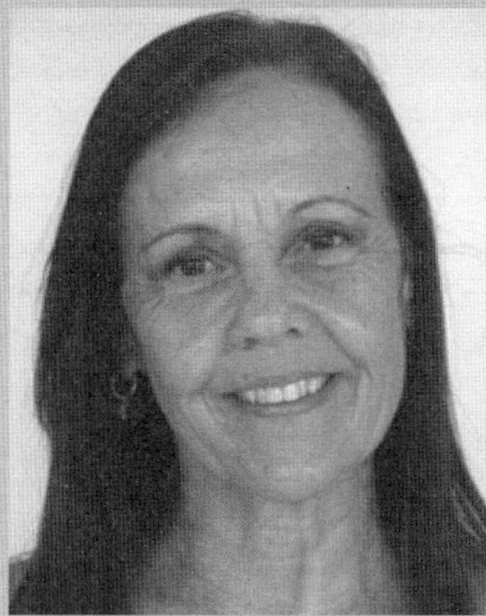

Prof.ª Ms. Meg Mendonça

Mestre em EF pela USP. Docente da Escola de Educação Física e Esportes da USP por 15 anos; Bailarina profissional; Coreógrafa; Personal Trainer; Personal Dance; Experiência em academia (Runner Sports - Companhia Athletica desde 1985); Criadora de Método se Alongamento RP2; Autora do livro: Método de Alongamento RP2 - Ciência e Poesia; Criadora do Método Power Stretch Dance; Palestras e cursos (Faculdades, Congressos) pelo Brasil, Chile, Argentina e Europa; Docente dos cursos de Pós-Graduação em Dança e Personal Training (FMU e GAMA FILHO); Ministra aulas do Método RP2 para bailarinos do Ballet da Cidade de São Paulo.

E-mail: contato@megmendonca.com.br

Anotações

16

Emagrecimento saudável: Uma questão de saúde, estilo de vida e bem-estar

É evidente que os objetivos estéticos devem ser considerados quando fazem parte das projeções de um indivíduo que procura um programa de emagrecimento. No entanto, esse indivíduo deve ter consciência da importância da mudança no estilo de vida para que os resultados sejam mantidos em longo prazo.

Prof. Dr. Denis Foschini

Ao longo do século XX diversas mudanças socioeconômicas decorrentes sobretudo da industrialização promoveram nova perspectiva no estilo de vida da população, fato que tem se apresentado como determinante para a o aumento da incidência de doenças que prejudicam o bom funcionamento do organismo ao longo da vida, as chamadas doenças crônico-degenerativas não transmissíveis, incluindo a obesidade, diabetes tipo II (excesso de "açúcar" no sangue) e hipertensão arterial, entre outras.

Então, estas mudanças socioeconômicas favoreceram e continuam favorecendo um estilo de vida menos saudável, ou seja, as pessoas atualmente praticam menos atividades físicas, adaptam-se às alimentações mais calóricas e com menor qualidade, estão inseridas em ambientes mais estressantes, sofrem mais frequentemente de problemas emocionais e psicológicos, fatos que se relacionam e podem alterar a saúde e o bem-estar do indivíduo.

Dados recentes apontam que 30% dos brasileiros são acometidos por alguma doença crônica degenerativa (BUSS, 2000). Nesse contexto, segundo a última pesquisa de Orçamentos familiares, realizada pelo IBGE, cerca de 40% da população brasileira com 20 anos ou mais estão em sobrepeso, o que significa mais de 38 milhões de brasileiros, sendo que a obesidade acomete aproximadamente 11% dessa população (9% homens e 13% mulheres).

A mesma pesquisa ainda mostrou que as grandes metrópoles do Brasil, como, por exemplo, São Paulo e Porto Alegre, têm maior prevalência de obesidade, o que nos remete a trabalhar com a hipótese de que o estilo de vida das pessoas residentes nessas regiões brasileiras pode estar contribuindo para o aumento do peso e do tecido adiposo corporal.

De fato, a maior incidência de obesidade e sobrepeso tem sido acompanhada pela maior procura por intervenções que promovem emagrecimento. Na maioria dos casos, o principal objetivo do emagrecimento é a melhora de aspectos estéticos, fruto, segundo estudo da pesquisadora Catherine Hakim (2010), de padrões aceitos por uma sociedade que valoriza cada dia mais a aparência das pessoas.

Entretanto, emagrecer não é meramente uma questão de estética, mas questão mais emergente de saúde. Atualmente, o tecido adiposo é reconhecido por ser um órgão multifuncional, que além de armazenar energia (gordura), possui função endócrina, secretando hormônios (p. ex. leptina e adiponectina) e uma gama variada de fatores proteicos, conhecidos em conjunto como adipocinas. Essas substâncias secretadas pelo tecido adiposo podem desempenhar diversas funções no organismo, de acordo com o tecido em questão (Trayhurn; Wood, 2004).

Nessa linha, sabe-se que as adipocinas podem favorecer ou

induzir o desenvolvimento de muitas patologias, incluindo o diabetes tipo II (elevados níveis de "açúcar no sangue" (El-Mesallamy et al., 2010), aterosclerose (acúmulo de "gordura" na parede das artérias) (Yudkin et al., 2000), esteatose hepática não-alcoólica (acúmulo de "gordura" no fígado) (de Paino et al. 2010) e alterações hormonais (Carnier et al., 2008), entre outras.

A maioria das intervenções atuais que busca mudar o estilo de vida de pessoas obesas ou em sobrepeso, bem como para o controle das comorbidades associadas ao excesso de gordura corporal, é composta por programas multidisciplinares, incluindo exercícios físicos, dieta alimentar com controle de quantidade e qualidade de alimentos, terapia médica e psicológica (Lofrano-Prado, Prado et al, 2009; Caranti et al. 2008). Logo, a prática de exercícios físicos e a dieta alimentar são apenas dois fatores que podem contribuir para o emagrecimento.

A atividade física mais recomendada para emagrecimento ao longo de muitos anos foi o exercício aeróbio moderado de longa duração, por exemplo, a caminhada por mais de 30 minutos por dia de treino. Atualmente, tanto o posicionamento do Colégio Americano de Medicina do Esporte (Donnelly et al., 2009) como o de autores de outros estudos têm sugerido a realização de programas de exercício que combinem o treinamento de força (musculação) e o exercício aeróbio (caminhada, corrida, prática em bicicleta ergométrica (Seo et al., 2010; Foschini et al., 2010; Davis et al., 2009; Foschini, 2008).

Nesse sentido, o quadro 1 apresenta resumo da comparação dos efeitos de uma pesquisa interdisciplinar com exercício aeróbio (caminhada na esteira) ou exercícios combinados (musculação e aeróbio) em adolescentes obesos (Adaptado de Foschini 2008).

Quadro 1. Comparação entre Treinamento Aeróbio e Combinado em um programa interdisciplinar

Efeitos crônicos TA *vs* COMB				
MEDIDAS	**AERÓBIO**	Δ%	**COMB**	Δ%
Massa corporal total (kg)	↓	6,6	↓	9,8
IMC (kg/m²)	↓	6,0	↓	10,1
% gordura	↔	3,6	↓	17,5
Massa gorda (kg)	↓	10,4	↓	24,8

Massa magra (kg)	↓	5,3	↑	2,3
TAV (kg)	↓	13,5	↓	31,8
TAS (kg)	↓	8,1	↓	16,7
Colesterol total (mg/dL)	↔	3,5	↓	13,6
HDL colesterol (mg/dL)	↔	2,7	↔	NS
LDL colesterol (mg/dL)	↔	NS	↓	15,4
PAS (mmHg)	↔	NS	↓	14,7
PAD (mmHg)	↔	3,5	↓	13,1
VO_2max	↑	17,5	↑	13,2
TMR (kcal)	↔	NS	↔	NS
Glicemia (mg/dL)	↑	2,6	↔	NS
Insulinemia (µU/dL)	↑	4,3	↓	22,2
HOMA-IR	↑	26,5	↓	21

IMC = índice de massa corporal; **TAV** = Tecido Adiposo Visceral; **TAS** = Tecido Adiposo Subcutâneo; **PAS** = Pressão Arterial Sistólica; **PAD** = Pressão Arterial Diastólica; **TMR** = taxa metabólica de repouso. Adaptado de Foschini, 2008[1]. ↔ = não apresentou alteração estatisticamente significativa **(NS)**; ↑ = aumentou com a intervenção ($p<0,05$); ↓ = reduziu com a intervenção ($p<0,05$). Δ**%** = percentual de alteração.

Contudo, não são todas as pessoas que têm acesso aos dois tipos de exercício físico. Nesse caso, qualquer outro tipo de atividade física supervisionada e recomendada por um especialista pode e deve fazer parte da rotina diária. Mas lembre-se que pequenas mudanças na rotina diária podem auxiliar no gasto calórico. Seguem algumas dicas:

1. Sempre que possível, caminhe, evitando os meios de transporte e as facilidades do dia a dia. Por exemplo:
   a. Desça um ponto antes do destino final quando usar transporte público ou caminhe até o próximo ponto antes de usar esse transporte;
   b. Prefira as escadas convencionais ao elevador ou escadas rolantes, caso não tenha um bom condicionamento para subir todos

os lances de escada, suba até onde conseguir e pegue o elevador neste nível do prédio;

c. Desloque-se a pé até locais de comum frequência, como padarias e mercados (desde que o caminho seja seguro);

2. No trabalho, desloque-se até o colega, evitando o uso em excesso da internet para comunicação;
3. Fique em pé mais tempo, isso quando um profissional da saúde avaliar o seu caso e recomendar;
4. Procure as vagas nos estacionamento mais distantes da porta de acesso;
5. Brinque com o seu animal de estimação;
6. Evite o uso excessivo de produtos eletrônicos, como controles remotos e outros equipamentos domésticos;
7. No supermercado, quando a quantidade de alimentos for suficiente, prefira o uso das cestas aos carrinhos e;
8. Pense e incorpore outras atividades do seu dia a dia, que ajudem a "queimar" mais calorias.

Outro paradoxo que tem sido reavaliado se refere à necessidade de realizar 30 minutos de exercício físico de uma só vez. Atualmente, existem evidências de que os efeitos do exercício "acumulado" (p. ex.: 10 minutos de caminhada ou corrida três vezes ao dia, totalizando 30 minutos diários) são similares ou melhores do que os efeitos do exercício contínuo (30 minutos ininterruptos de caminhada ou corrida em uma sessão de exercícios).

Segundo o estudo de Sene-Fiorese et al. (2008), o exercício acumulado é mais eficiente no controle do perfil lipídico, da ingestão alimentar, da esteatose hepática não alcoólica ("gordura no fígado"), fatos que contribuem para o controle da obesidade e outras comorbidades (coexistência de doenças).

Considerações finais

Em síntese, é evidente que os objetivos estéticos devem ser considerados quando fazem parte das projeções de um indivíduo que procura um programa de emagrecimento. No entanto, esse indivíduo deve ter consciência da importância da mudança no estilo de vida para que os resultados sejam mantidos em longo prazo. Para isso, o auxílio de diversos profissionais da saúde – entre eles os psicólogos, educadores físicos, médicos e nutricionistas – pode desempenhar papel fundamental no emagrecimento e na manutenção do peso e gordura corporal. Esse papel pode ser traduzido por uma intervenção plural, ou seja, uma intervenção que vai considerar o Ser Humano em sua complexidade, que além de biológico é um ser psicológico, emocional, que tem suas intencionalidades, está inserido em uma sociedade multicultural e é influenciado e influencia o meio ambiente.

Em outras palavras, caso a abordagem seja simplista, por exemplo somente dieta ou medicação, essa abordagem negligenciará a complexidade humana em detrimento exclusivo de benefícios estéticos, comuns em uma sociedade contemporâneo-imediatista, fato que poderá comprometer a mudança no estilo de vida, o bem-estar e a qualidade de vida ao longo do tempo.

Mudar o estilo de vida para emagrecer é uma tomada de decisão difícil. Portanto, é uma tarefa educativa que exige esforço não só dos profissionais da saúde como do sujeito que pretende realizá-la. Mas lembre-se que pequenas mudanças no seu estilo de vida podem trazer grandes benefícios para sua vida!

Refrências Bibliográficas:

BUSS, P.M. Qualidade de vida e qualidade de vida. Cadernos de Saúde Publica, 5(11): 163-177,2000.

Catherine H. Erotic Capital. European Sociological Review. 2010; 1–20

Trayhurn, P; Wood, I.S; Adipokines: inflammation and the pleiotropic role of white adipose tissue. Br J Nutr. 2004 Sep; 92(3):347-55.

El-Mesallamy HO, Kassem DH, El-Demerdash E, Amin AI. Vaspin and visfatin/Nampt are interesting interrelated adipokines playing a role in the pathogenesis of type 2 diabetes mellitus. Metabolism. 2010; Jun 1. [Epub ahead of print].

Yudkin JS, Kumari M, Humphries SE, Mohamed-Ali V. Inflammation, obesity, stress and coronary heart disease: is interleukin-6 the link? Atherosclerosis. 2000;148(2):209-14.

de Piano A, Tock L, Carnier J, Foschini D, et al. The role of nutritional profile in the orexigenic neuropeptide secretion in nonalcoholic fatty liver disease obese adolescents. Eur J Gastroenterol Hepatol. 2010; 22(5):557-63.

Carnier, J; Lofrano, M; Prado, W.L; Caranti, D.C. et al. Hormonal Alteration in Obese Adolescents with Eating Disorder: Effects of Multidisciplinary Therapy. Horm Res; 2008, 70:79–84

Lofrano-Prado, M.C; Antunes H.KM; Prado, W.L; de Piano, A; et al. Quality of life in Brazilian obese adolescents: effects of a long-term multidisciplinary lifestyle therapy Health and Quality of Life Outcomes 2009, 7:61.

Prado, W L; Siegfried, A; Dâmaso, A.R; Carnier, et al. Effects of long-term multidisciplinary inpatient therapy on body composition of severely obese adolescents. J Pediatr. 2009; 3: 85, 243-248.

Caranti, D.A; de Mello, M.T; Prado, W.L; Tock, L.; et al. Short- and long-term beneficial effects of a multidisciplinary therapy for the control of metabolic syndrome in obese adolescents. Metab. Clin. Exp. 2007: 56, 1293–1300.

Donnelly JE, Blair SN, Jakicic JM, Manore MM, Rankin JW, Smith BK. American College of Sports Medicine Position Stand. Appropriate physical activity intervention strategies for weight loss and prevention of weight regain for adults. Med Sci Sports Exerc. 2009 Feb;41(2):459-71.

Foschini D, Araújo RC, Bacurau RF, de Piano A, de Almeida SS, Carnier J, Rosa TD, de Mello MT, Tufik S, Dâmaso AR.Treatment of obese adolescents: the influence of periodization

models and ACE genotype. Obesity. 2010 Apr; 18(4):766-72.
Foschini, D. Efeitos de diferentes tipos de treinamento físico associados à intervenção multidisciplinar em adolescentes obesos. Tese de doutorado. Universidade Federal de São Paulo –UNIFESP/EPM. 2008
Seo DI, Jun TW, Park KS, Chang H, So WY, Song W. 12 weeks of combined exercise is better than aerobic exercise for increasing growth hormone in middle-aged women. Int J Sport Nutr Exerc Metab. 2010; 20(1):21-6.
Davis JN, Tung A, Chak SS, Ventura EE, Byrd-Williams CE, Alexander KE, Lane CJ, Weigensberg MJ, Spruijt-Metz D, Goran MI. Aerobic and strength training reduces adiposity in overweight Latina adolescents. Med Sci Sports Exerc. 2009;41(7):1494-503.
Sene-Fiorese, M.; Duarte F.O.; Scarmagnani F.R.R; Cheik N.; et al. Efficiency of Intermittent Exercise on Adiposity and Fatty Liver in Rats Fed With High-fat Diet, Obesity (2008) 16, 2217–2222.

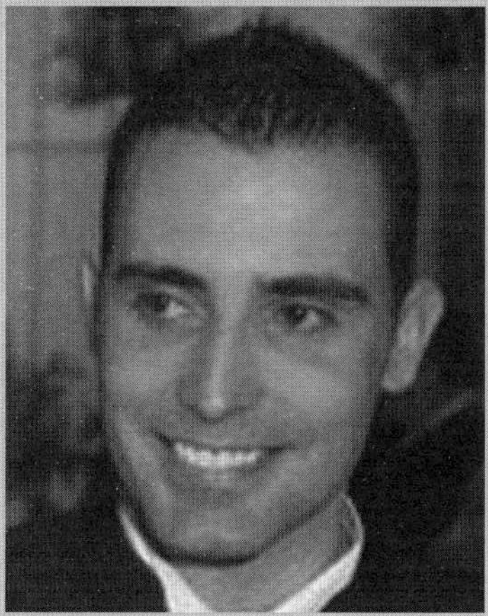

Prof. Dr. Denis Foschini

Denis Foschini (CREF 017943-G/SP): Pós-doutorando em Medicina/ Biofísica pela UNIFESP; Doutor em Ciências pela UNIFESP – 2008; Mestre em Educação Física pela UNIMEP – 2006; Especialista em Fisiologia do Exercício pela UNIFESP – 2002; Graduado em Educação Física pela Universidade Metodista de São Paulo - 2001

E-mail: denisfoschini@gmail.com

Anotações

17

Reclusão urbana:
qual a sua influência no desenvolvimento motor de crianças e adolescentes?

A tendência de crianças e adolescentes diminuírem o nível de atividade física em razão da violência urbana e do avanço tecnológico compromete todo o desenvolvimento do seu programa motor. Além das saídas sugeridas para a faixa etária que vai do nascimento aos três anos de idade e que estão associadas diretamente aos pais, outras deveriam ser encontradas para as faixas etárias posteriores.

Prof. Dr. Luiz Rigolin

Quando ligamos a televisão e vemos um jogador executar um drible no adversário em uma partida de futebol, ou um atleta atacar uma bola por cima do bloqueio adversário em um jogo de voleibol, certamente vem à nossa cabeça que todos eles nasceram com um talento incomparável para essas modalidades esportivas. Todavia, além da herança genética que tiveram suas experiências motoras durante a infância e a adolescência, também foram essenciais para que se tornassem atletas de alto nível.

Não é só para o atleta que a construção de um grande acervo motor é fundamental. Para todas as pessoas, é importante, seja para os afazeres do dia a dia, seja para a prática de atividade física como forma de manter a saúde ou como lazer (evita lesões e permite que as habilidades motoras sejam executadas com maestria e economia de energia).

É indiscutível que o contato com a prática esportiva durante a infância e a adolescência é essencial para a construção de um grande repertório motor. Não obstante, vale a pena destacar que, diferentemente de adultos que já estão bem mais avançados no processo de maturação biológica, se a prescrição da atividade esportiva para crianças e adolescentes não estiver embasada nos conceitos de crescimento, maturação e desenvolvimento, certamente muitos equívocos serão cometidos.

Saber que crescimento está associado à hipertrofia (aumento do tamanho celular – seção transversa) e hiperplasia celulares (aumento do número de células), que maturação está relacionada com o amadurecimento das funções de diferentes órgãos e sistemas e que desenvolvimento compreende a interação do crescimento e da maturação com o meio ambiente ao qual o sujeito é exposto durante a vida, é condição sine qua non para quem trabalha com a iniciação esportiva de crianças e adolescentes.

Especificamente sobre a maturação biológica, é preciso diferenciar idade cronológica de idade biológica.

Idade cronológica é determinada pela diferença entre um dado dia e o dia do nascimento do indivíduo. A idade biológica está associada ao estágio de maturação dos diversos órgãos que compõem o ser humano. Isso significa que uma criança ou um adolescente podem ter, por exemplo, dez anos cronológicos, mas nove ou onze biológicos.

Alguns estudos chegaram a detectar diferenças de até dois anos entre a idade biológica e a cronológica. Dessa forma, torna-se mister diferenciar as duas idades e, para tal, é necessário realizar a avaliação da maturação biológica.

Os testes sugeridos pela literatura para se determinar a idade biológica são: maturidade esquelética (raio X das mãos), maturidade dentária (erupção dentária e calcificação), caracteres sexuais secundários (pilosidade axilar e facial), desenvolvimento dos órgãos genitais (verificação por meio das cartas de Tanner), menarca (no caso das meninas), início da espermatogênese (no caso dos meninos) e dosagem hormonal (quantidade de testosterona nos meninos e quantidade de leptina nas meninas).

O ideal é realizar esses testes em conjunto, pois o resultado é mais preciso, mas se não houver condições é necessário aplicar pelo menos um deles, para que, durante a prática esportiva, seja possível separar crianças e adolescentes de acordo com o estágio de desenvolvimento biológico em que se encontram. Caso sejam agrupados levando-se em conta apenas a idade cronológica, pode haver diferenças consistentes nos desempenhos individuais e, assim, a didática e a pedagogia de ensino esportivo serão prejudicadas.

Isso posto, o próximo passo é discutirmos como as noções sobre crescimento e maturação devem servir de parâmetro para o desenvolvimento motor na infância e na adolescência. Para tal, será feito um agrupamento por faixa etária: do nascimento aos três anos de idade, dos quatro aos sete anos de idade e dos oito aos doze anos de idade.

A atividade motora do recém-nascido é bem ativa, mas desordenada, sem finalidade objetiva, com movimentos assimétricos tanto dos membros superiores como dos inferiores (pedalagem). Quando está em repouso, o bebê costuma manter os membros flexionados. Alguns reflexos são próprios dessa idade e ocorrem praticamente em todos os bebês: preensão palmar, preensão plantar, sucção reflexa, pontos cardeais (lateralização da cabeça ao estímulo feito no canto dos lábios), apoio plantar e marcha reflexa.

Dessas atividades motoras elementares, algumas são fundamentais para a sobrevivência do recém-nascido, como o reflexo dos pontos cardeais e a sucção reflexa. Os reflexos próprios do recém-nascido modificam-se nos meses subsequentes, transformando-se progressivamente para atividade voluntária. Essa evolução dará origem às habilidades motoras básicas.

As habilidades motoras básicas de manipulação podem ser estimuladas por meio de: objetos presos no berço, brinquedos de apertar, objetos domésticos que a criança possa golpear, esponjas durante o banho, brinquedos de puxar e empurrar, etc. A partir do momento em que a criança fica em pé, dá-se início ao desenvolvimento de outras habilidades motoras básicas como andar, correr, subir, saltar, girar, chutar, lançar, etc.

A falta de experiências motoras adequadas do nascimento aos três anos de idade pode comprometer o desenvolvimento posterior da criança, não somente em termos motores, como também cognitivos, afetivos e sociais. Além disso, é preciso escrever uma nota que interessa diretamente aos pais.

A preocupação exagerada que alguns pais têm com a segurança dos filhos é inversamente proporcional às suas necessidades motoras. Portanto, o ideal é preparar a casa para que a criança tenha condições de ter segurança e, ao mesmo tempo, oportunidade de ter o seu desenvolvimento motor de maneira efetiva. Para que isso aconteça, ela deve ter condições de engatinhar, andar e correr pela casa toda; subir em diferentes locais; pegar objetos; montar e desmontar aparelhos, etc. Caso essa alternativa não seja viável, a outra opção seria colocar a criança em uma escola que tivesse estrutura humana e física para realizar o seu desenvolvimento motor de maneira adequada.

Dos quatro aos sete anos de idade, as habilidades motoras básicas iniciadas na etapa anterior são cada vez mais refinadas, possibilitando a execução de movimentos de complexidade crescente. Perto dos quatro anos a criança já consegue pedalar, equilibrar-se sobre um pé, saltar com ambos os membros inferiores, arremessar objetos com precisão, recepcionar objetos em deslocamento, etc.

Aos cinco anos, salta com um pé, tem elevado equilíbrio, corre com facilidade, manipula objetos com grande precisão, tem totais condições de executar as mais variadas habilidades motoras (uma única habilidade motora de cada vez ou combinações simples, como correr e saltar).

Perto dos seis anos, a execução de habilidades motoras já apresenta elevada complexidade, sendo possível a combinação de diversas delas, como correr e conduzir uma bola, saltar e recepcionar um objeto, entre outras, sendo importante a participação em brincadeiras com regras simples que estimulem a execução de habilidades motoras de acordo com o contexto momentâneo do jogo, por exemplo, jogos de estafetas.

Nessa faixa etária o objetivo, então, é o aprimoramento das habilidades motoras básicas de maneira simples (uma habilidade), até evoluírem para as formas mais complexas (combinação de duas ou mais habilidades) e mais uma vez é preciso ressaltar que a falta de experiências adequadas nessa fase compromete as posteriores.

Dos oito aos doze anos de idade é quando começa a iniciação esportiva das crianças, quando elas geralmente têm seus primeiros contatos com o esporte. Contudo, até pelo menos os dez anos de idade a criança não deveria ser submetida ao treinamento sistemático, objetivando resultados em competição. Muito pelo contrário, ela deveria ter a oportunidade de conhecer as diferentes modalidades esportivas por meio de atividades lúdicas e prazerosas.

Somente nas idades posteriores, próximo da adolescência, é

que os praticantes que demonstrarem interesse e talento ingressariam em um programa de treinamento na modalidade esportiva escolhida. Já as que não possuírem interesse ou talento suficientes para serem atletas poderão manter sua prática esportiva em nível de atividade física.

A partir dessa etapa da ontogênese, o programa motor básico já deveria estar pronto e seria direcionado para a prática de um esporte específico, e/ou para a prática de atividade física, e/ou para a vida cotidiana. Entretanto, se entre o nascimento até os doze anos de idade os estímulos não forem dados nem ministrados da maneira correta, posteriormente haverá várias limitações motoras que dificilmente serão revertidas. Isso porque existem fases sensíveis associadas à maturação do sistema nervoso central. Ou seja, como o sistema nervoso central está quase que completamente maturado próximo aos dez anos de idade, a partir desse momento tudo que envolve o aspecto motor básico (coordenação) é mais difícil de ser agregado às pessoas que não tiveram experiências motoras adequadas nas faixas etárias anteriores. Essa constatação sobre a necessidade de vivências motoras específicas por faixa etária, e sobre um processo irreversível no que se refere ao desenvolvimento motor, é antagônica ao quadro atual da maior parte das grandes capitais brasileiras.

Há 20 anos, era comum encontrarmos crianças e adolescentes espalhados pelas ruas jogando bola, soltando pipa, jogando pião, brincando de pega-pega, ajuda-ajuda, polícia e ladrão, entre outras brincadeiras. Dessa forma, o repertório motor de crianças e adolescentes era bem amplo. Contudo, com o aumento da violência urbana as ruas se tornaram lugar muito perigoso e, assim, as crianças e adolescentes passaram a ficar mais tempo em casa. Além disso, os videogueimes com recursos cada vez mais avançados os mantêm na frente do computador e da televisão durante horas.

Essa tendência de crianças e adolescentes diminuírem o nível de atividade física em razão da violência urbana e do avanço tecnológico compromete todo o desenvolvimento do seu programa motor e, assim, além das saídas sugeridas anteriormente para a faixa etária que vai do nascimento aos três anos de idade e que estão associadas diretamente aos pais, outras deveriam ser encontradas para as faixas etárias posteriores.

Ao estudarmos todas as possibilidades, as soluções seriam as aulas de educação física nas escolas e as turmas de iniciação esportiva em clubes, academias e condomínios. Contudo, como aludido nos parágrafos anteriores, em razão da complexidade que envolve a iniciação esportiva infanto-juvenil, os profissionais precisam ter conhecimento suficiente para essa tarefa. Por exemplo, além das noções sobre crescimento, maturação e desenvolvimento, saber como e quando devem ser aplicados os testes motores; como devem ser desenvolvidos os aspectos sensório-motores (consciência corporal, estruturação espacial e orientação temporal); como aplicar os conceitos inerentes à aprendizagem motora (organização da prática, estabelecimento de metas, feedback intrínseco e extrínseco, dicas visuais e auditivas e interferência contextual); como deve ser estimulada a cognição.

Se o profissional não tiver esses conhecimentos, os efeitos do seu trabalho poderão ser tão nefastos quanto os do próprio sedentarismo infanto-juvenil. Para ter acesso a esse conteúdo a pessoa que pretende trabalhar com crianças e adolescentes deve investir em sua formação acadêmica e em cursos especializados que tratem dessa problemática de maneira efetiva.

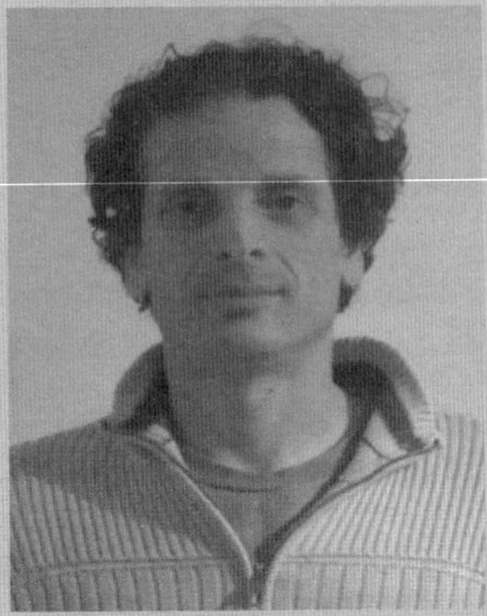

Prof. Dr. Luiz Rigolin

Doutor em Educação Física (Coorientado em Filosofia) - 2006 (USP-SP). Pós-graduado em Voleibol 1997 (FMU). Pós-graduado em Metodologia do Ensino Superior 1995 (Faculdades Toledo Araçatuba - SP). Formado em Educação Física 1991 (Faculdades Toledo Araçatuba - SP). Coordenador do Curso de Pós-graduação em Treinamento Esportivo - Universidade Gama Filho. Coordenador do Curso de Pós-graduação em Iniciação Esportiva Infância e Adolescência – FMU. Coordenador do curso de Extensão em Iniciação Esportiva Infância e Adolescência – FMU . Editor e autor do Livro Desempenho Esportivo: Treinamento com Crianças e Adolescentes. Parecerista da Revista Brasileira de Educação Física – USP/SP. Parecerista da Revista Brasileira de Psicologia do Esporte. Diretor da empresa FITY - Assessoria e Gestão Esportiva de Crianças e Adolescentes. Preparador Físico de Voleibol:

E-mail: luizrigolin@uol.com.br

Anotações

18

Alongamento: saúde e bem-estar

Ao se realizar alongamento dinâmico, bem lento, com poucas repetições (evita tontura) se consegue manter o ritmo do movimento. No alongamento estático, pode ocorrer alteração da rigidez e desconforto após algum tempo. Também se pode usar música para se concentrar no alongamento. Com experiências individuais percebidas, os clientes podem treinar e incorporá-las ao autoconhecimento.

Prof. Dr. Abdallah Achour Junior

Flexibilidade e alongamento: o que e como fazer

A flexibilidade se desenvolve mais acentuadamente na infância até o início da adolescência e diminui ao longo da vida. Dessa forma, é importante aproveitar os anos escolares para desenvolver a flexibilidade e o hábito saudável de se alongar.

Entretanto, se essas conquistas ainda não foram alcançadas, saiba que a flexibilidade se desenvolve até na terceira idade, período em que os músculos mostram redução da elasticidade com o aumento da rigidez. Nessa fase da vida, se houver insuficiência de flexibilidade (encurtamento) ela é facilmente percebida em razão da dificuldade ou impedimento de realização de vários movimentos da vida diária. Como vestir uma roupa, subir um degrau de escada e locomover-se com facilidade nas atividades de abaixar, levantar, rotacionar o tronco etc. somam-se ao fato de estas dificuldades serem associadas com desvio postural, dor e fraqueza, deixando-se de fazer várias atividades prazerosas e outras necessárias.

Desenvolver a flexibilidade provê movimentos mais econômicos e fluentes, que exercem forte motivo à continuidade ou inclusão dos exercícios de alongamento. Obviamente, nessa faixa etária os exercícios de alongamento requerem mais prudência e o acréscimo na flexibilidade pode ser menor e mais moroso que em faixas etárias inferiores. Independentemente da quantidade adquirida, ela é fundamental. Além de diminuir a tensão muscular diária, possibilita adquirir maior qualidade de movimento numa mesma amplitude, o que lhe fornece maior autoestima e vivacidade. Por isso, é notável a assiduidade nas pessoas da terceira idade nas aulas de alongamento. Elas sentem rapidamente os efeitos do alongamento no bem-estar diário. Mesmo nas aulas especificamente de alongamento nessa faixa etária, incluem exercícios de força e de equilíbrio.

Um detalhe no momento de ministrar os exercícios de alongamento é a incorporação de um corpo de conhecimento dos movimentos, o conteúdo propriamente dito, capaz de ser percebido pelo praticante.

Examinaremos um exercício apenas. Ao propor uma rotação da coluna cervical, o professor solicita aos praticantes verificarem (mediante espelho) no momento do alongamento se um lado é mais flexível ou tenso do que o outro lado; se consegue realizar expiração prolongada simultaneamente até a amplitude final do movimento. Se há movimento do ombro (lado oposto) durante a rotação da coluna cervical, indica encurtamento.

As se realizar alongamento dinâmico, bem lento, com

poucas repetições (evita tontura), se consegue manter o ritmo do movimento. No alongamento estático, pode ocorrer alteração da rigidez e desconforto após algum tempo em alongamento, e quando se consegue se concentrar na música enquanto se faz o alongamento. Com tudo isso, a aula se torna centrada no cliente, com experiências individuais percebidas, e os clientes podem treinar e incorporá-las ao autoconhecimento. Nesse contexto, pode-se eleger uma articulação em cada aula e inserir o conteúdo na atividade.

Exercícios de alongamento com suavidade podem ser feitos diariamente para diminuir a rigidez muscular e relaxar, embora vários pesquisadores indiquem duas a três vezes semanais no alongamento entre 20 e 40 segundos, para manter e desenvolver a flexibilidade. A quantidade de tempo que se permanece alongando em cada músculo depende dos objetivos propostos.

Se o aquecimento for utilizado com proposta de saúde, não há preocupação em relação ao tempo, pois embora inúmeras pesquisas evidenciem que há diminuição da força máxima, potência e velocidade com tempos prolongados de alongamento estático (três séries de 30 segundos aproximadamente, no que tange a exercícios e saúde, não requerem força máxima ou velocidade nas atividades físicas). Assim, é indiferente se houver ou não perda de 5% a 10% na força máxima e velocidades com alongamento estático.

Então, não há impedimento para se sentir bem em alongar no aquecimento. O alongamento em si não é um aquecimento. Ele constitui parte do aquecimento, pode ser feito um alongamento estático para diminuir a rigidez para se movimentar e em seguida com os mesmos movimentos se alonga de forma dinâmica, suave e rítmica para aumentar o fluxo sanguíneo.

Quando o objetivo for o desenvolvimento da flexibilidade, sugere-se realizar, após a prática de exercícios físicos, aproveitamento do músculo aquecido para se perceber menos o desconforto do alongamento e se estender mais facilmente, com menor propensão a lesão. E ainda aumenta o tempo de alongamento e um pouco mais a tensão, se houver encurtamento muscular.

Comece o alongamento, por exemplo, com 20 segundos numa série e depois tente ampliar entre 30 e 40 segundos. Uma estratégia para isso é se concentrar no próprio desconforto (leve) e/ou se utilizar de uma música. Observe que em geral o relaxamento ocorre após a concentração. Aumente a tensão de alongamento somente se perceber que o desconforto diminuiu. Atenção: aprenda a observar o próprio sentimento no alongamento. Em alguns dias pode-se estar mais receptivo à tensão muscular do que em outros.

Quanto ao horário para se alongar, pode ser no momento em que perceber desconforto muscular, antes de dormir, se estiver bem cansado ou de manhã, na presença de rigidez matinal. Nesses horários não há necessariamente objetivo de desenvolver a flexibilidade, mas em diminuir a rigidez. Verifique se logo após um alongamento suave há diferença no bem-estar. Estas sugestões não estão vinculadas em desenvolvimento da flexibilidade, constatada com maior proveito no período da tarde.

Nesse sentido, se houver boa flexibilidade, basta mantê-la com exercícios de alongamento suave.

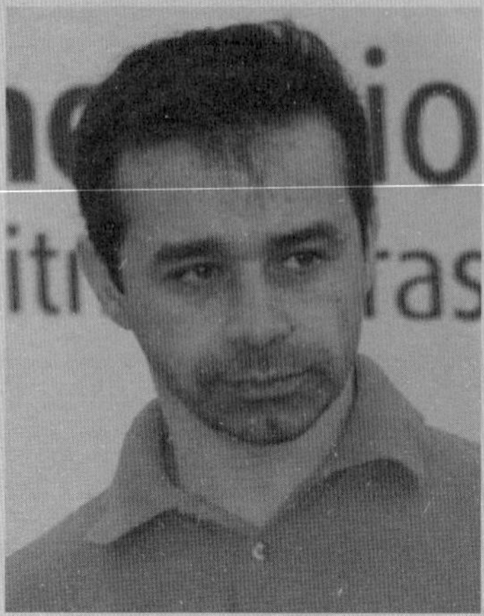

Prof. Dr. Abdallah Achour Junior

Abdallah Achour Júnior (CREF 505): Professor Universidade Estadual de Londrina; Mestre em atividade física e saúde UFSC; Doutor em biodinâmica do movimento humano USP; Livros: Exercício de alongamento anatomia e fisiologia 2010 e Alongamento e flexibilidade saúde e bem-estar 2009.

E-mail: achour@onda.com.br

Anotações

19

Viver mais e o que há por baixo da ponta do iceberg

Como a Psicologia Positiva pode contribuir para que as pessoas tenham estilos de vida mais saudáveis

As pessoas não são máquinas e somente aderem às orientações dos profissionais quando encontram sentido em suas vidas, se sentem motivadas e percebem que o bem-estar é atingido com o desenvolvimento harmônico das facetas física, emocional, social e espiritual da qualidade de vida.

Dr. Alberto José Ogata

Estudos epidemiológicos no mundo todo mostram que as pessoas estão assumindo cada vez mais hábitos e estilos de vida não saudáveis. Em nosso país, o Ministério da Saúde anunciou os resultados de uma grande pesquisa abrangendo as capitais brasileiras, denominada Vigitel, que visa avaliar a prevalência de importantes fatores de risco para doenças crônicas (doenças cardiovasculares, diabete e câncer).

Grande parte dos brasileiros fuma muito, não pratica atividade física, come muita gordura e pouca quantidade de frutas e vegetais. Além disso, apesar das campanhas, das matérias na televisão, revistas e internet, este cenário não tem melhorado nos últimos anos.

A Organização Mundial da Saúde tem considerado o stress excessivo um problema de saúde pública. As pessoas estão trabalhando cada vez mais e a maioria dos trabalhadores relata ter algum nível de stress, o que leva ao aumento no número de acidentes, ao adoecimento e à perda da produtividade. Mas, como ensina Hans Selye, o stress é uma consequência inevitável da vida. O desafio é encontrar caminhos efetivos para ajudar as pessoas a lidar com as situações estressantes e evitar que haja repercussões para a saúde delas.

Atualmente, as doenças cardiovasculares (infarto do coração e derrame cerebral) constituem a principal causa de morte que, em sua maior parte, é evitável por meio de mudanças de estilo de vida. Estas doenças acabam levando ao aumento dos custos de assistência médica, aposentadorias precoces, perda de produtividade no trabalho e mortes prematuras.

Observamos que há uma preocupação crescente para estimular as pessoas a mudarem seu estilo de vida. Governos de todos os níveis realizam campanhas de orientação na televisão e no rádio, com publicação de cartilhas e folhetos alertando para que as pessoas façam sexo seguro, usem cintos de segurança e não dirijam quando ingerirem bebida alcoólica, para que sejam mais ativas e evitem os malefícios do tabaco.

As grandes revistas semanais de todo o mundo estampam, com elevada frequência, matérias de capa sobre temas relacionados ao estilo de vida. A verdade é que as pessoas estão cada vez mais informadas sobre a necessidade e a importância de hábitos de vida saudáveis. A informação sobre isso está cada vez mais disponível para todos. Por que, então, as pessoas não mudam? Por que a informação por si só não é suficiente para mudar estilos de vida e gerar hábitos mais saudáveis?

Há muito se procura explicar o que faz (ou não) as pessoas mudarem seus comportamentos. Já na década de cinquenta, estudos desenvolvidos por psicólogos procuravam relacionar os comportamentos ligados à saúde da pessoa.

A partir desses estudos, formou-se o que ficou sendo conhecido como modelo de crenças em saúde.

Demonstrou-se a crença real de que se está suscetível ou vulnerável às doenças e a existência de uma preocupação das pessoas com a saúde. Também é verdade que as pessoas acreditam que adotar um estilo de vida saudável pode reduzir a susceptibilidade às doenças, de forma que percebem como aceitável a possibilidade de adoção de um comportamento mais saudável. Porém, ainda assim as pessoas continuam a se expor e manter comportamentos que colocam a saúde em risco.

A saúde e a qualidade de vida das pessoas não se resumem ao seu estado de saúde, identificado pelos resultados de exames laboratoriais (níveis de glicose e colesterol no sangue, por exemplo), pela sua pressão arterial ou pela necessidade ou não de tratamentos ou uso de medicamentos. Trata-se de um conceito bem mais amplo, que envolve a sensação de bem-estar das pessoas em seu ambiente familiar, na escola, no trabalho e no seu contexto socioeconômico e cultural.

Muitos autores acreditam que a qualidade de vida tem várias dimensões, que podem ser resumidas nas esferas física, social, emocional e espiritual. Acreditamos que essas dimensões são igualmente importantes e devem ser desenvolvidas com harmonia, integração e equilíbrio. Assim, torna-se muito difícil que uma pessoa opte, por exemplo, por desenvolver unicamente a esfera profissional, relegando para segundo plano o cuidado com o corpo, as relações com a família e os amigos, e não se preocupe com os valores pessoais. Provavelmente, também não conseguirá sucesso na área profissional, pois isso depende do equilíbrio harmônico de todas as dimensões.

Muitas pessoas não conseguem parar de fumar ou praticar atividades físicas, pois estão pouco motivadas, tristes ou solitárias, ou não acreditam que vale a pena cuidar da própria saúde. Estimulá-las a mudar seus comportamentos para um estilo de vida saudável constitui um desafio para os profissionais, algo que envolverá novos conhecimentos e habilidades e a busca de metodologias e técnicas que sejam eficazes para diferentes públicos.

Um grande especialista americano em qualidade de vida, John Travis, comparou, há vários anos, o nosso estado de saúde (estarmos ou não doentes, os resultados dos exames laboratoriais de nosso check-up recente, o nível de pressão arterial) com a ponta de um iceberg.

Ele lembra que, da mesma maneira que ocorre com um iceberg nas áreas glaciais, nove décimos dos fatores que influenciam no nosso bem-estar estão submersos e podem afetar seriamente a navegação de nossa saúde.

Travis destaca que condições motivacionais, culturais, psicológicas, espirituais e de sentido da vida são muito mais profundas e podem impedir seriamente que uma pessoa mude seu comportamento para um estilo de vida mais saudável.

O profissional de saúde precisa considerar a interação entre os múltiplos componentes que envolvem a saúde e desvencilhar-se do pensamento mecânico de causa-efeito para poder alcançar uma visão dinâmica e holística do indivíduo, a partir do qual a saúde e/ou a doença física não se encontram dissociadas de sua condição psicossocial.

O que se tem de mais precioso na vida é a saúde. No entanto, nem mesmo os profissionais que trabalham e conhecem os caminhos e maneiras de manter um estilo de vida saudável conseguem fazer sempre as melhores opções. Parecem desconsiderar o fato de que a saúde é um estado de bem-estar, e como tal exige um processo dinâmico de busca contínua do equilíbrio entre os aspectos físicos, mentais, sociais e espirituais que permeiam a vida. Portanto, a saúde é determinada principalmente pelas escolhas que eu faço no dia a dia.

Embora muita gente já saiba disso, parece que existe uma percepção distorcida de que se eu não sinto nada, então eu tenho saúde. Muitas pessoas ignoram a necessidade de desenvolver em si habilidades de melhoria da sua saúde e ignoram os fatores de risco, mantendo hábitos não saudáveis.

O principal desafio para os profissionais que trabalham com bem-estar e qualidade de vida é, sem dúvida nenhuma, mudar o comportamento das pessoas na sua relação com a saúde e estilo de vida, reduzindo os comportamentos e os fatores psicossociais que interferem no equilíbrio biopsicossocial, antes que esses se transformem em doença.

Ao falarmos de comportamentos e escolhas de bem-estar, estamos falando de ações pessoais que, a partir de um conhecimento prévio, permite-nos a escolha por uma atitude. Por exemplo, se eu escolho praticar atividade física, é porque sei e estou em estado de prontidão para aquela ação, devido a experiências anteriores que podem ser afetivas, comportamentais e ou cognitivas.

Quando paramos para refletir sobre o conceito de saúde, temos como referência a Organização Mundial da Saúde, que a define como "um completo estado de bem-estar físico, mental e social e não simplesmente como a ausência de doenças ou enfermidades".

Assim como ela está definida, ter saúde compreende um estado positivo e de equilíbrio multidimensional do ser humano que envolve a dimensão física, emocional e social. É um processo subjetivo e individual, uma vez que o que determina o bem-estar é a percepção que o indivíduo tem de si. Isso tem relação com os objetivos, expectativas e padrões da pessoa dentro de seu contexto. É também um processo dinâmico, pois a sensação de bem-estar implica uma busca contínua do equilíbrio que é variável no tempo e no espaço, onde os fatores biopsicossociais, espirituais e ambientais se integram. Neste contexto, concluímos que o bem-estar é atingido através da harmonia e integração entre as dimensões física, emocional, social e espiritual, onde o todo é maior que a soma das partes e não é possível ser feliz somente com o desenvolvimento de uma dimensão.

De acordo com o renomado médico Dean Ornish, a mudança de estilo de vida deve ser baseada em prazer e não dor; abundância e não privação; ciência e não mito; liberdade e poder e não restrição e manipulação. Segundo Ornish, estimular o prazer em viver é sustentável, mas alertar sobre o medo de morrer, não. Mudanças de estilo de vida não são decisões absolutamente profissionais. Ordens médicas ou políticas de alimentação são contraproducentes. Ninguém quer ser controlado ou ser tratado como uma criança. No entanto, a linguagem da modificação comportamental frequentemente tem um tom moralista, mas comer maus alimentos não faz as pessoas serem más. Como comer é tão importante o quanto comer, pois quando nos alimentamos sem consciência ingerimos maior quantidade e com menor prazer. Por exemplo, quando as pessoas comem assistindo TV, lendo ou falando com alguém, podem passar toda uma refeição sem apreciar os alimentos. O prato ficou vazio, mas os alimentos não foram degustados. Além disso, quando se presta atenção aos alimentos observa-se o efeito deles na vida das pessoas. Alimentos mais saudáveis fazem as pessoas sentirem-se bem (energéticos, claros, coloridos) e os menos saudáveis as fazem sentirem-se mal.

Algumas vezes as pessoas dizem: Não me importo em morrer cedo. Eu quero viver bem a minha vida. Mas esta é uma falsa escolha. É possível viver bem, ter boa aparência, energia, pensar de maneira mais clara, dormir melhor, ter boa performance atlética e sexual e viver mais. Ironicamente, alguns dos comportamentos que muitas pessoas pensam ser divertidos e sexy – fumar, comer bastante, beber muito, ser superocupado – são os mesmos que deixam as pessoas mais letárgicas, deprimidas e impotentes.

Os estudos mais recentes mostram que os nossos corpos são mais dinâmicos do que se imaginava. Por exemplo, uma refeição rica em gorduras, açúcar e calorias pode causar vasoconstrição e reduzir o fluxo de sangue para os órgãos. O mesmo ocorre com a nicotina, com o stress crônico, com estimulantes (cafeína, cocaina, anfetaminas) e com a falta de exercício físico.

Quando uma pessoa tem alimentação saudável, não fuma,

pratica atividade física, medita e tem mais amor em sua vida, tem um cérebro que recebe mais sangue e oxigênio e consegue pensar de maneira mais clara, tem mais energia e precisa de menos sono. Seu rosto recebe mais sangue e a pele tem mais vitalidade. Seu coração tem maior fluxo e a pessoa tem mais energia e pode até reverter algum problema de circulação. Os orgãos sexuais recebem mais sangue e a energia sexual é mais intensa. Assim, a escolha não é somente em viver mais, mas viver melhor.

A vida deve ser vivida com intensidade. Informação é importante, mas em geral não é suficiente para motivar a mudança de comportamento. Precisamos trabalhar em um nível mais profundo. Solidão, ansiedade e depressão são epidêmicos em nossa cultura. Abordar neste nível pode tornar mais fácil a mudança para muitas pessoas.

A medicina está focada principalmente nos tratamentos e nas cirurgias, genes e germes, micróbios e moléculas. Mas questões como a conexão com outras pessoas afetam não somente a quantidade de tempo de nossas vidas, isto é, nossa sobrevivência. Pessoas que vivem solitárias, deprimidas e isoladas são mais propensas a morrer precocemente. Este é um fator muito forte. Talvez as pessoas que são solitárias tenham mais propensão a ter comportamentos autodestrutivos.

Dizer a pessoas que são deprimidas e solitárias que viverão mais se mudarem seu estilo de vida pode não ser muito convincente. Afinal de contas, quem quer viver mais se é infeliz? De acordo com Ornish, em seu livro mais recente, "The Spectrum", esta é a base para a mudança do estilo de vida e da promoção da saúde.

Ressaltamos, finalmente, que a qualidade de vida tem caráter multidimensional. As pessoas não são máquinas e somente aderem às orientações dos profissionais quando encontram sentido em suas vidas, se sentem motivadas e percebem que o bem-estar é atingido com o desenvolvimento harmônico das facetas física, emocional, social e espiritual da qualidade de vida.

"O que é a felicidade senão a harmonia entre o homem e a vida que ele leva?"

Albert Camus

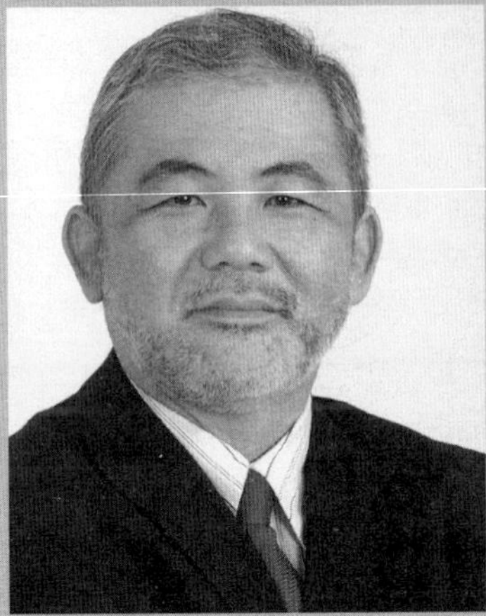

Dr. Alberto José Ogata

Médico, Mestre em Medicina e Economia da Saúde e Presidente da Associação Brasileira de Qualidade de Vida. Autor dos livros "Wellness" e "Guia Prático de Qualidade de Vida".

E-mail: aogata@apm.org.br

Anotações

20

Doenças do mundo moderno

Programar de forma mais equilibrada a equação sono, alimentação, trabalho e lazer pode ser uma receita eficaz para ser mais saudável

Prof. Guilherme Moscardi Monteiro

Lembro-me de uma história cuja simplicidade e peculiaridade me chamaram a atenção.

Conta que um senhor que viajava pelo interior do país ao parar para abastecer o carro se deparou com um cachorro deitado e gemendo próximo de uma marquise do posto de gasolina. Curioso, ele perguntou ao funcionário que o atendia o motivo do gemido constante. A resposta que se seguiu foi que o cão havia se deitado sobre uma tábua com prego. Intrigado, o homem então lhe perguntou: "Por que é que o cachorro não sai de cima do prego?" Ao que foi respondido: "Talvez não esteja doendo tanto!"

Desta simples historinha podemos fazer paralelos com o estilo de vida que levamos. Corriqueiramente, ouvimos manifestações de falta de tempo, de excesso de trabalho, de quilos acima do peso ideal, entre outras tantas.

Acontece que as manifestações estão fortemente interligadas e uma coisa leva à outra. Se pensarmos que o excesso de trabalho gera um estilo de vida sedentário, que somado ao estresse provocado pelo desequilíbrio das necessidades de sono e boa alimentação com um estilo praticamente inativo de viver, perceberemos que conseguimos arquitetar um estilo de viver que justifica o crescimento estatístico exponencial de doenças chamadas do mundo moderno.

Agora que refletimos que programar de forma mais equilibrada a equação sono, alimentação, trabalho e lazer pode ser uma receita eficaz para ser mais saudável, onde poderíamos buscar sustentação para esta equação? A Organização Mundial da Saúde* 1, relata:

- 60% das mortes em 2005 foram por doenças não transmissíveis, associadas direta ou indiretamente a estilo de vida sedentário.
- Em países de baixa renda esta estatística chega a 80%.
- 30 minutos de atividade regular em 5 dias por semana reduz o risco de alguns tipos comuns de doenças não transmissíveis.
- Inatividade física é um fator independente de risco modificável.
- Sem uma ação para resolver as causas, as mortes por doenças não transmissíveis vão aumentar em 17% entre 2005 e 2015.
- Pelo menos 60% da população do mundo não completa a quantidade de atividade física necessária para induzir benefícios à saúde.
- Os níveis de inatividade são elevados em paises desenvolvidos e em desenvolvimento.
- O aumento do uso de transportes passivos também tem sido associado ao declínio de atividade física.

É possível extrair da análise destes breves tópicos a necessidade da adoção de um estilo de vida mais ativo. A OMS ainda aponta que menos de 60% da população do mundo consegue completar a quantidade recomendada de atividade física necessária para induzir benefícios físicos à saúde, e aponta que seja, em parte, devido à baixa participação em atividades físicas no lazer e em aumento de comportamentos sedentários durante as atividades profissionais e domésticas. A consequência desta constatação é que as doenças não transmissíveis associadas com inatividade física são o maior problema de saúde pública na maioria dos países ao redor do mundo.

Quais seriam as principais causas destes resultados: além dos fatores ambientais da urbanização, que podem desencorajar a participação na atividade física, como aumento da pobreza, dos níveis de criminalidade, alta densidade de tráfego, baixa qualidade do ar, falta de parques e calçadas? Talvez o silêncio e a falta de sintomas da hipertensão arterial, do diabetes e outras doenças no curto prazo, somados à comodidade de programas de lazer como cinema, restaurante, diversão regada a comidas, bebidas e inatividade física. Provavelmente concordaremos sobre a importância de ir ao cinema, restaurantes, assim como ir a parques de arvorismo, de caminhada ou corrida, a campos de futebol, a quadras, boliches e tantas outras opções mais ativas. Se observarmos atentamente, veremos que programar estas atividades mais ativas sugeridas quase sempre ficará aquém dos estímulos necessários para alterar o sistema endócrino – 3 e promover ganhos substanciais na qualidade do sono, no aumento de capacidade de concentração, aumento da libido. Também observaremos que prevalecerão os programas com menor demanda de consumo de energia. Toda esta "receita" pode gerar um ganho nos relacionamentos de forma geral. Afinal, essa mudança de hábitos pode inevitavelmente gerar novas possibilidades, como um fim de semana na praia para participar pai, mãe, filho, namorado e ou namorada, de uma prova de natação de pouco mais de 1 km. Os que nunca participaram devem achar muito, os que participam acham pouco e a experiência nos mostra que mesmo quem nunca tenha participado e com um nível bastante simples de natação pode participar de uma prova destas em aproximadamente um ano de preparação. Bem como se colocarmos uma prova mais popular e comum, como as de corrida de rua de 5 ou 10 km. Mesmo um sedentário conseguirá completar a prova com aproximadamente um ano de preparação.

E é sobre este ponto que talvez resida o maior segredo de todos para conquistar um estilo de vida ativo. A maior parte da população com um mínimo de acesso a rádio, televisão, jornal ou internet, tem diariamente um ou mais estímulos para procurar estilos de vida saudáveis. Acontece que as pessoas assumem compromissos profissionais, compromissos financeiros e apenas os que assumem compromissos consigo conseguem trabalhar para atingi-los. Se transferirmos o pensamento do trabalhador que dedica seu tempo e energia para receber o salário ao final do mês, atingir metas para ganhar os bônus, dedicar atenção para conseguir melhores comissões para a saúde e longevidade, teríamos a clareza de que os treinos diários ou três vezes por semana são o que se dedica para conquistar o salário de melhores níveis hormonais, menor percentual de gordura corporal e maior proporção de músculos no corpo, as metas seriam completar o 1 km nadando ou os 5 km correndo, e o bônus seria um estado de saúde plena.

Vemos diariamente sedentários rompendo com essa condição quando iniciam aulas de natação e depois que começam a nadar participam de competições nas próprias academias e naturalmente chegam a participar de competições de nível nacional e até internacional. Temos vários exemplos de pessoas que aprenderem a nadar ou começaram a correr com mais de meio século de vida e alcançaram recordes mundiais das categorias.

Podemos sugerir como facilitadores para mudança ou melhora da rotina de saúde:

- Determinação de um objetivo;
- Procurar ajuda profissional (medicina, educação física e nutrição);
- Junto com os profissionais, determinação da data para o objetivo;
- Dedicação para o caminho até o objetivo e preparação da comemoração.

É natural que um nível mínimo de dedicação aproxima o praticante de lesões e um nível ótimo de dedicação inclui descansos e compensações mecânicas e fisiológicas que um profissional poderá ajudar a fazer.

Depois de atingido o primeiro objetivo, os passos seguintes são:

- Determinação de um segundo objetivo;
- Determinação de um terceiro objetivo;
- Determinação de um quarto objetivo.

Estar deitado sobre o prego do sedentarismo, do baixo nível de atividade ou de uma dieta inapropriada depende apenas do componente vontade de procurar ajuda especializada e de atuar no maior patrimônio que possuímos: nós mesmos.

Compartilho um presente que recebi ao ler "O Sucesso Está no Equilíbrio", de Robert Wong.

Conta mais ou menos assim: Se você tem saúde, ganha um dinheiro da vida. Se nasceu em uma família que o acolheu, ganha um zero para compor o seu dinheiro da vida. Se cresce em segurança, outro zero e completa 100 dinheiros da vida. Se consegue ter uma boa formação, outro zero e 1000 dinheiros da vida, um cônjuge parceiro mais um zero e 10000, e assim, sucessivamente, filhos saudáveis, pós-graduação, boa casa, etc. Mas se perder a saúde, perde o primeiro número e todo o restante fica zero.

Então, o segredo para mudar é determinar o primeiro objetivo, escolher se a matrícula será feita em um clube ou em uma academia, ou ainda, contratar um personal trainer e cumprir as etapas. Gradativamente a nova rotina se incorporará ao seu dia a dia e o prazer em praticar uma ou mais atividades físicas será crescente proporcional ao desenvolvimento das capacidades e ao nível de habilidade. Só é preciso começar.

Refrências Bibliográficas:
1 - http://www.who.int/topics/en/
2 - http://www.agitasp.org.br/
3 – sistema endócrino = conjunto de glândulas endócrinas, as quais são responsáveis pela secreção de substância denominadas hormônios

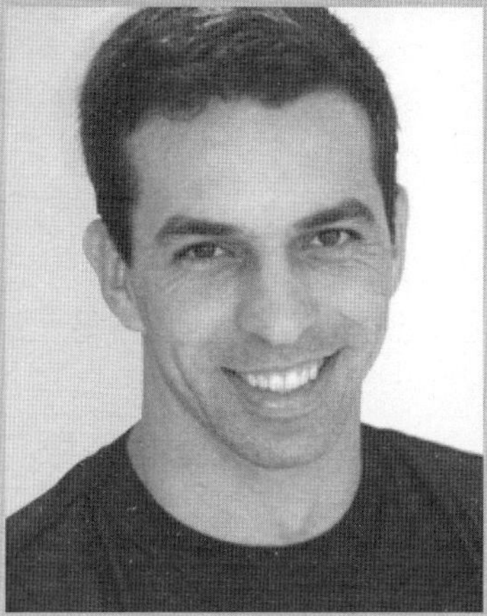

Prof. Guilherme Moscardi Monteiro

Graduado em Educação Física – UNIVAP (Universidade do Vale do Paraíba); MBA – Gestão empresarial – FGV; MBA – Seminars – Rockford College; Docência no ensino superior – FGV; Gestor dos departamentos aquático e infantil da Reebok Sports Club; Palestrante da 7ª IHRSA no módulo coodenadores; Realizou trabalhos com a Provider Solution, Fitness Mais (membro do módulo – escola de coordenadores de 2006/2007/2008).

E-mail: guimosmon@yahoo.com.br

Anotações

21

Importância da avaliação física para a prescrição do treinamento

Medir as estruturas e os movimentos produzidos pelo corpo humano não é tarefa simples. Obter essas medidas envolve procedimentos que devem ser sistematicamente seguidos.

Prof. Ms. Mario Charro

Profissionais da área da saúde que trabalham ou pretendem trabalhar com a prescrição do treinamento físico devem estar preparados para oferecer aos seus clientes os resultados mais rápidos e com as maiores amplitudes possíveis.

Considerando que cada indivíduo é único, com características estruturais e fisiológicas diferentes, existe a necessidade de uma prescrição individualizada para atendê-las. Assim, conhecer estas características é fundamental dentro do processo, e a avaliação física é a principal estratégia utilizada para este fim. Desta forma, este texto embasará o leitor sobre a importância e as estratégias de aplicação de uma avaliação para obter estas informações, que deve orientar todo o processo de prescrição do treinamento físico.

Medir as estruturas e os movimentos produzidos pelo corpo humano não é tarefa simples. Obter essas medidas envolve procedimentos que devem ser sistematicamente seguidos. Quando a tarefa a ser realizada é complexa, a padronização para obter estas medidas é dificultada. Assim, cada medida tem as suas próprias orientações metodológicas, que por vezes apresentam problemas para o avaliador.

A correta realização dessas medidas é necessária para garantir segurança e cientificidade. Assim, é necessário que avaliador e avaliado sejam devidamente orientados para ter o perfeito entendimento dos procedimentos que antecedem os testes e os critérios para sua realização, bem como os critérios para sua interrupção.

O avaliador deve estar consciente dos propósitos gerais do teste, dos detalhes técnicos, das padronizações, bem como ter razoável conhecimento da anatomia e dos instrumentos de medida. Este deve orientar o avaliado sobre os processos de medida e motivá-lo para obter os melhores resultados, orientar ainda sobre a vestimenta a ser utilizada e o intervalo adequado entre a avaliação e a última refeição e/ou exercícios realizados.

O local da avaliação deve ter condições adequadas, como dimensão, luz, som, temperatura, vento, condições do solo, segurança e trânsito de pessoal.

Para garantir o controle do ciclo de treinamento é necessário realizar essas avaliações periodicamente, e este reteste não precisa necessariamente ser realizado no mesmo horário do primeiro teste, mas pelo menos no mesmo período do dia, para evitar variações ocasionadas por alterações posturais ou fadiga ocorridas, ou pela variação dos hormônios. Afinal, estes têm uma secreção em ritmo biológico circadiano.

Os instrumentos de medida merecem atenção especial quanto

à aquisição, manipulação e conservação (calibração). Caso contrário, a precisão das medidas poderá ser comprometida.

Medidas e avaliações são processos de muitas possibilidades, auxiliando na determinação de um objetivo único ou somando-se a outros para determinar o objetivo geral do programa. Entre estas possibilidades destacam-se: determinar o nível de aptidão física geral, o progresso e o estado de saúde; selecionar e/ou classificar os indivíduos, motivar e criar diretriz para pesquisa (Johnson e Nelson, 1986; Kirkendall, Gruber e Johnson, 1987; Safrit e Wood, 1989).

A avaliação deve iniciar com procedimentos para verificar os fatores de risco que o avaliado apresenta. Neste caso, uma anamnese (questionário diagnóstico) pode colaborar para identificar esses riscos. Além disso, recomenda-se mensurar a frequência cardíaca e a pressão arterial. Em alguns casos, poderá ser solicitado ao avaliado que realize exames laboratoriais prévios, como colesterol e lipoproteínas, análise do perfil sanguíneo e até avaliação da função pulmonar, dependendo das medidas que serão realizadas.

Estes procedimentos iniciais são importantes para a prescrição do treinamento, como também o são para a própria realização da avaliação física. Como os testes normalmente visam determinar a condição máxima ou submáxima dos indivíduos, existem situações em que os riscos para a realização da avaliação são muito altos e superam os benefícios que estes resultados podem trazer para a prescrição do treinamento. Nesses casos, a avaliação não deverá ser realizada e é preciso analisar todas as variáveis envolvidas. Por isso, dizemos que existem casos de contra-indicações absolutas (o teste, ou até mesmo toda a avaliação física, não poderá ser realizado até que as condições se estabilizem) e outros de contra-indicações relativas (o teste pode ocorrer após análise cuidadosa da relação risco-benefício).

A escolha de um protocolo adequado para a realização das medidas e dos testes é crucial, por exemplo, nas medidas antropométricas, como dobras cutâneas (para determinação da composição corporal). Um protocolo inadequado poderá superestimar ou subestimar o percentual de gordura, bem como em um teste de consumo máximo de oxigênio (VO_2máx.), realizado em um ergoespirômetro. Caso o protocolo seja inadequado, pode-se não conseguir concluir o teste, por fadiga muscular localizada, ou não conseguir atingir o consumo máximo de oxigênio.

Além de realizar as medidas corretamente, existe a necessidade de escolher o protocolo mais adequado, onde, no exemplo acima, para a avaliação da composição corporal em um grupo heterogêneo é indicado um protocolo genérico, já para uma população com características homogêneas (ex. somente indivíduos idosos) é mais indicado um protocolo específico. Da mesma forma, o protocolo de testagem do VO_2máx. deve ser específico para a população e a atividade que o avaliado irá realizar, pois não será interessante realizar este tipo de teste na piscina, para um indivíduo que irá realizar o seu treinamento em uma esteira ergométrica.

Várias são as medidas que podem ou devem ser realizadas, Charro e cols. (2010) estabelecem quais são as medidas mais indicadas de acordo com o objetivo do avaliador e do avaliado, podendo ser: saúde, estética ou rendimento. Por exemplo, se os objetivos forem saúde ou estética, são indicadas as seguintes medidas: anamnese (geral e específica), medidas antropométricas (estatura, peso corporal e circunferências), análise da composição corporal e da postura, medidas neuromotoras (força e flexibilidade) e metabólicas (avaliação aeróbia – VO_2máx.).

Neste exemplo, realizar um teste de velocidade ou de potência muscular não é importante para estes objetivos, mas para alguém que tem por objetivo rendimento, talvez o seja.

Após determinar o que será medido e analisado, os melhores testes encontrados na literatura devem ser selecionados, ou seja, os que apresentam os melhores resultados de validade, fidedignidade e objetividade.

Validade é a determinação do grau em que o teste mede aquilo que se propõe medir.

Fidedignidade determina que se o teste for repetido sem alterações na condição física do avaliado, os mesmos resultados devem ser encontrados.

Objetividade é a consistência nos resultados, que deve ser observada com um único avaliador, onde, se este repetir a medida, os mesmos resultados devem ser encontrados. Da mesma forma os mesmos resultados devem ser encontrados quando realizada por dois ou mais avaliadores diferentes.

Após a obtenção da medida, deve ser realizada a avaliação dos resultados. Dependendo dos objetivos do avaliador e do avaliado, esta pode ser: *Diagnóstica*, onde o avaliado é comparado com valores médios populacionais, para determinar sua condição em relação à população em que está inserido, ajudando o avaliador ou o profissional que irá prescrever o exercício físico na elaboração do programa de treinamento; *Formativa*, que determina o progresso dos indivíduos no período estabelecido, dando subsídios tanto para o avaliador quanto para o avaliado saberem se os resultados estão sendo atingidos no tempo certo e da maneira correta, servindo ainda como referência para observar pontos fortes e fracos do treinamento, dando condições de reformulação e readequação das cargas de trabalho; e *Somativa*, que é a soma ou comparação dos resultados das avaliações realizadas, na intenção de observar a evolução do indivíduo, no geral e por unidade de treinamento (Johnson e Nelson, 1986; Kirkendall, Gruber e Johnson, 1987).

Isso mostra a importância de orientar os avaliados em relação à periodicidade da avaliação física, onde a cada fase do treinamento o indivíduo deve ser reavaliado, para verificar se os objetivos propostos para este período foram atingidos, ou se a programação deverá ser refeita.

Entre três e quatro meses, rotineiramente as reavaliações são realizadas. E este parece um intervalo adequado, pois o tempo não é tão restrito a ponto de não permitir que as adaptações conseguidas neste período sejam demonstradas, nem é tanto tempo para que alguns ganhos sejam revertidos devido a outra programação.

Outro aspecto a ser considerado é a utilização de recursos que facilitem a interpretação e a visualização dos resultados da avaliação física. Nesse sentido, algumas empresas comercializam diferentes modelos de software.

Obviamente, os resultados podem ser passados para os avaliados em papel com o conteúdo escrito a mão ou mesmo digitado e impresso. Mas isso dará mais trabalho para o avaliador, que precisará realizar os cálculos individualmente. Nesse caso, o avaliado poderá ter mais dificuldade para entender os resultados ou progressos que teve.

Para minimizar esta dificuldade, com razoável conhecimento tanto de informática quanto de diferentes protocolos de avaliação é possível montar uma planilha bem interessante e adequada utilizando programas como o Excel.

Agora, se resolver optar por adquirir algum modelo de software, será preciso escolher entre os que são mais simples e mais baratos (estes normalmente apresentam poucos protocolos de testagem e/ou de cálculos), ou os que apresentam quantidade maior de opções, que viabilizam o acréscimo de protocolos para atender necessidades específicas. Porém, estes costumam apresentar custo mais elevado.

CHARRO, M. A.; PONTES JUNIOR, F. L.; NAVARRO, F.; BACURAU, R. F. P. Manual de Avaliação Física. Phorte: São Paulo, 2010.
JOHNSON, B.L.; NELSON, J.K. Practical Measurements for Evaluation in Physical Education. 4. ed. Edina: Burgess Publishing, 1986.
KIRKENDALL, D.; GRUBER, J.; JOHNSON, R. Measurement and Evaluation for Physical Educators. Champaign: Human Kinetics, 1987.
SAFRIT, M.J.; WOOD, T.M. Measurement Concepts in Physical Education and Exercise Science. Champaign: Human Kinetics, 1989.

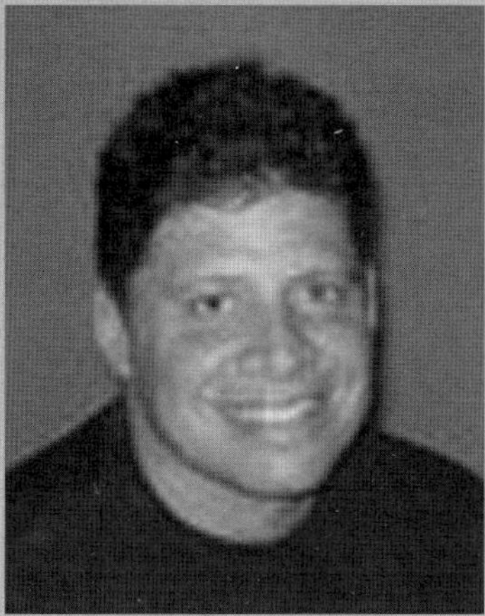

Prof. Ms. Mario Charro

Graduado em Educação Física, Pós-Graduado em Musculação e Condicionamento Físico, Mestre em Biotecnologia, Autor dos Livros: "Manual de Musculação", "Biomecânica Aplicada" e "Manual de Avaliação Física", pela Phorte Editora, e "Prescrição e Periodização do Treinamento de Força em Academias", pela Editora Manole, Professor de Musculação e Biomecânica Aplicada no Curso de Graduação das Faculdades Metropolitanas Unidas, e nos Cursos de Pós Graduação das Faculdades Metropolitanas Unidas e Universidade Gama Filho, Conselheiro do CREF 4 - São Paulo.

E-mail: macharro@gmail.com

Anotações

22

Pilates e Balé: a força e a influência da tradição nas atividades físicas seculares

É impossível conhecer Pilates e não aplicar seus princípios no dia a dia ou em outras modalidades que praticamos.

Profª. Audrea Lara

História de Joseph Humbertus Pilates

Joseph Humbertus Pilates nasceu em uma pequena cidade perto de Dusseldorf, Mönchengladbach, na Alemanha, em 1880. Quando criança, sofria de asma, raquitismo e febre reumática. Com o pai ginasta e a mãe naturopata, dedicou-se a várias formas de atividade física, esqui, mergulho, boxe, yoga, artes marciais e ginástica para melhorar sua saúde.

Ainda criança, dedicou-se a estudar o corpo humano. Ganhou um livro de anatomia de um médico amigo da família e relatou: "aprendi cada página, cada parte do corpo, movia cada parte, enquanto as memorizava. Quando criança, deitava no bosque por horas, me escondia e observava os animais se moverem e como a mãe ensinava seus filhotes".

Aos 14 anos, com a saúde recuperada e o corpo desenvolvido, chegou até a posar como modelo para atlas de anatomia. Já adulto, durante a primeira guerra mundial, na Inglaterra, estrangeiro e inimigo, foi recluso no campo de concentração em Lancaster, onde começou a elaborar seu método, que denominou de "Contrologia". Utilizou as camas hospitalares, com suas molas, para reabilitar seus pacientes.

Seu método ficou conhecido após uma epidemia de influenza que se espalhou pelo mundo e dizimou milhões de pessoas na Inglaterra. Seus seguidores ficaram imunes a essa epidemia, saudáveis por se submeterem ao treinamento de Pilates.
Foi nessa época que Rudolf Von Laban, um estudioso dos movimentos, conheceu e incorporou algumas técnicas e exercícios de Pilates em seu trabalho. Mary Wigman, famosa dançarina e coreógrafa alemã, era aluna de Pilates e também utilizava seus exercícios para as suas aulas de dança.

Em 1926, ao chegar a Nova York, fundou seu primeiro estúdio junto com sua esposa, Clara Pilates, uma bailarina. Alguns nomes importantes sofreram influência de sua técnica, como Martha Graham, Ruth Denis, Ted Sawn e George Balanchine, que o considerou "gênio do corpo". Seus conhecimentos de anatomia, fisiologia e sinesiologia eram fantásticos.

Faleceu aos 87 anos, ao tentar salvar seus arquivos de exercícios depois de um incêndio que ocorreu no ano anterior (1966). Ele permaneceu pendurado em uma viga por certo tempo, até que foi resgatado pelo corpo de bombeiros.

Clara continuou a ensinar suas técnicas por mais dez anos, quando também faleceu.

Os professores formados e que trabalharam com Pilates foram Hana Sakmirda, Carola Trier, Romana Kryzanowska, Katy Grant, Eve

Gentry, Bruce King, Bob Seed, Joe Winter, Ron Fletcher, Alan Herdman, Lolita San Miguel, Mary Bowen.

O método Pilates

O método é fundamentado nos seis princípios a seguir:

1. Princípio da concentração: "Concentre-se nos movimentos corretos cada vez que você executa os exercícios, para que você não os faça impropriamente e, dessa forma, não perca todos os seus benefícios. (Pilates e Miller, 1998)

2. Princípio da centralização (Gallagher e Kryzanowska, 2000): O principal foco de fortalecimento do método Pilates é o centro do corpo, a região que abrange a cintura pélvica e escapular. Essas estruturas fortalecidas estabilizam o corpo, melhoram a postura e previnem dores musculares. Com o centro do corpo estabilizado, os movimentos das extremidades são realizados com liberdade e precisão.

3. Princípio da fluidez: Um exercício depende do outro. Como uma coreografia, a aula se desenvolve de forma harmoniosa, com ritmo e sintonia de um exercício para o próximo. A fluidez também ocorre nos movimentos de um mesmo exercício, ou seja, o movimento deve ser gracioso e não mecânico, com grupos musculares diferentes que trabalham ao mesmo tempo juntos ou em oposição.

4. Princípio da respiração: Segundo Pilates, a respiração deve ser completa, ou seja, o máximo para inspirar e expirar. "Aperte cada átomo de ar de seus pulmões até que eles estejam tão vazios como um vácuo". (Pilates e Miller, 1988).

5. Princípio da precisão: A precisão no movimento é essencial para melhorar o equilíbrio, a força, a postura corporal e evitar lesões. Poucas repetições para cada exercício, variedade, amplitude, força intensa e uma execução do movimento com qualidade. O indivíduo deve saber exatamente o que fazer, e como fazer, o movimento.

6. Princípio do controle: O princípio da precisão em conjunto com o princípio do controle é responsável pela qualidade do movimento. O movimento deve ser consciente, planejado e intencional. Durante o exercício, o indivíduo necessita preocupar-se com os detalhes do

movimento corporal, posição, amplitude e força em cada fase do movimento, não somente de membros e partes maiores do corpo, mas de pequenas partes, como mãos, cabeça e dedos. Obtém-se, assim, um movimento refinado.

Pilates (1998) definiu seu método como "Contrologia, ou seja, controle consciente de todos os movimentos musculares do corpo. É a correta utilização e aplicação dos mais importantes princípios das forças que são exercidas em cada osso do esqueleto. São necessários o completo conhecimento dos mecanismos funcionais do corpo e, também, o total entendimento dos princípios de equilíbrio e gravidade, aplicados a cada movimento, nos estados ativo, em repouso ou dormindo".

O método tem característica própria, com exercícios específicos, e é muito completo para gerar equilíbrio, força, flexibilidade e controle corporal.

Os níveis são divididos em básico, intermediário, avançado e superavançado.

Os exercícios são realizados no solo e em equipamentos, sendo: Cadillac, Reformer, High Chair, Electric Chair, Wunda Chair, Arm Chair, Ladder Barrel, Spine Corrector e Small Barrel, Wall Unit, Guilhotine, Ped-o-pull. Acessorios: Neck Stretcher, Foot Corrector, Toe Exerciser, Push Up Device, Airplane Board, Sand Bag, Weights.

Tradição & Inovação

Apesar de ter sido desenvolvido na época da primeira guerra mundial, somente nos anos 90 o método Pilates se tornou conhecido. Como ele mesmo mencionou, o método estava pelo menos 50 anos à frente de seu tempo.

Atualmente, podemos encontrar em todo o mundo o método puro, ou seus princípios sendo aplicados em outros métodos. É impossível conhecer Pilates e não aplicar seus princípios no dia a dia ou em outras modalidades que praticamos.

Infelizmente, um grupo restrito teve oportunidade de praticar o Pilates, entre 1990 e 2010 no Brasil, devido à forma como foi desenvolvido. De um lado, uma parcela pequena de profissionais teve condições financeiras e informações adequadas para formação de qualidade. De outro lado, o aluno na ânsia de praticar o método se via impossibilitado, pois era oferecido de forma individual ou em pequenos grupos com um custo altíssimo nas academias ou estúdios de Pilates.

Para solucionar esse problema, é possível verificar uma

tendência na área de atividade física, o resgate das atividades em grupo, com a qualidade e a segurança de atividades tradicionais, como o Balé e o Pilates.

O Xtend Barre é uma dessas modalidades que incluem movimentos do Balé com os princípios do Pilates: oferece desafios de coordenação, ritmo e treinamento cardiovascular. A maioria dos exercícios é realizada em pé. A aula é dinâmica e divertida.

A filosofia do Xtend Barre é simples: são aulas de múltiplos níveis que desafiam corpos de qualquer idade, gênero ou nível de condicionamento. O Xtend Barre oferece exercícios que podem ser adaptados para iniciantes, gestantes ou alunos com lesões, mas também podem ser ampliados para alunos avançados, que buscam desafio maior (Rogers, 2009).

O programa Xtend Barre esculpe o corpo proporcionalmente, para que todas as suas partes sejam igualmente desafiadas. Esse exercício total do corpo serve para fortalecer e alongar da cabeça aos pés, de dentro para fora. O resultado é um corpo esguio e saudável.

As atividades tradicionais, como Pilates e Balé, são base para muitas outras que já existem e irão surgir. É muito importante para os profissionais da área de Educação Física pesquisar e se informar corretamente, para não serem enganados. Os alunos e praticantes da atividade física devem ousar experimentar, pois é na variedade que se encontra a totalidade.

Referências Bibliográficas

1. Da Fonseca, JL; Magini M, de Freitas TH. Laboratory gait analysis in patients with low back pain before and after a pilates intervention.J Sport Rehabil. 2009May;18(2):269-82.
2. Gallagher, S. P. ; Kryzanowska,R. The Pilates method of body conditioning. Philadelphia, 2000.
3. Pilates,J.H. Miller,J.W. Return to life through contrology. New York. 1998.
4. Rogers, A. Disponivel em: http://www.xtendbarre.com.br Acesso em 27/08/2010.
5. Sacco ICN, Andrade MS, Souza OS, Nisiyama M, Cantuária AL, Maeda FYI, et al. Método pilates em revista: aspectos biomecânicos de movimentos específicos para reestruturação postural – Estudos de caso. R. bras. Ci e Mov 2005;13: 65-78.

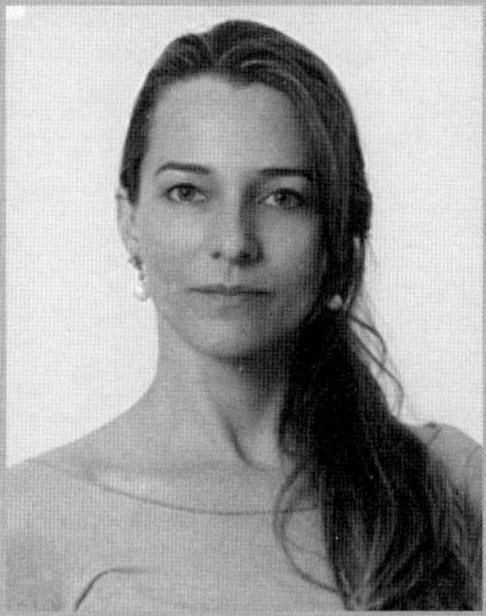

Profª. Audrea Lara

Licenciada em Educação Física USP. Pilates com Romana Krywanoska. Power Pilates Instructor. Detentora da marca Xtend no Brasil.

E-mail: audrea.ferro@hotmail.com

Anotações

Comentários finais:

Essa obra deve ser a primeira de muitas publicadas por esse Board Científico do Instituto Fitness Brasil. Foi uma honra para mim ser um dos coordenadores, dividindo essa responsabilidade com dois amigos e respeitadas personalidades do setor.

Você tem aqui inúmeros conceitos apresentados por grandes e renomados especialistas, cada qual em sua área, e esse conhecimento pode de fato transformar sua vida e a de outras pessoas ligadas a você. Para isso, voltamos à questão básica: ser mais saudável e melhorar seu bem-estar é resultado de uma escolha e exigirá muita disciplina e comprometimento diário em sua vida, de agora em diante.

Uma das coisas que pode colaborar para isso é trazer para você 10 dicas baseadas em estratégias comportamentais de como ter mais êxito em seus objetivos, sejam eles quais forem. Realmente, espero que estejam relacionados a como desenvolver e aprimorar seu bem-estar.

1 - Assuma o controle da sua vida - lidere a si próprio!

Uma das origens da liderança comportamental é ser responsável pelas suas escolhas. Quanto mais assumo a responsabilidade, mais tenho poder de resolução!

2 - Saiba as razões pelas quais está disposto a superar os desafios, (automotivação)!

Muitas pessoas passam a vida sem se dar conta do que efetivamente as movimenta, o que as estimula, o que as motiva. Saber por quais razões você se levanta pela manhã contribui para o seu senso de bem-estar e propósito de vida. É o seu combustível na direção do que deseja.

3 - Tenha um objetivo definido (sonhos, objetivos e metas)!

Ter um alvo, algo no que manter o foco. Para quem não sabe para aonde está indo, qualquer estrada serve. Foco é força, distração destrói.

4 - Faça as suas escolhas: tome suas decisões! Mantenha o foco!

A palavra decidir, em latim, significa ruptura. Seguir um caminho e romper com o outro. Quem mantém um pé em cada canoa acaba caindo dos dois barcos. Tome sua decisão e faça a sua jornada.

5 - Desenvolva o planejamento estratégico!

Quem planeja a jornada poderá ter êxito. Quem não planeja a jornada provavelmente não chegará ao lugar desejado ou demorará muito mais tempo.

6 - Coloque em prática: planejamento - ação - avaliação - correção - resultado desejado

Ser capaz de realizar aquilo que você deseja. Isso é inteligência do Sucesso.

7 - Estabeleça padrões emocionais poderosos e saudáveis: desenvolva emoções construtivas!

Usar emoções e crenças fortalecedoras permite a você ter disponíveis seus melhores estados de excelência comportamental. Emoções positivas fortalecem sua saúde e aumentam seu bem-estar.

8 - Pratique a Atitude Mental Positiva. Acredite, e poderá ter sucesso. Duvide e, com certeza, fracassará!

"Se você pensa que pode ou se você pensa que não pode, não importa. De qualquer forma estará certo." H. Ford.

Creia e realize. Duvide e fracassará.

9 - Utilize sua Energia Vital. Respire profundamente. Renove a vida e as esperanças, estimule sua mente e seu coração. Perceba o universo de possibilidades.

10 - O segredo dos "4 C's": Creia – Construa - Compartilhe – Concretize!

"OUSE FAZER DE SUA VIDA UMA VIDA MAIS SAUDÁVEL."

Dr. Jô Furlan
Coordenação Editorial

Anotações

Anotações